生命樹

Health is the greatest gift, contentment the greatest wealth.
~Gautama Buddha

健康是最大的利益,知足是最好的財富。 ——佛陀

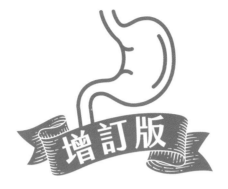

低酸‧食療

護胃聖經

The Acid Watcher Diet :

A 28-Day Reflux Prevention and Healing Program

強納森‧亞維——著　駱香潔——譯

Jonathan Aviv, MD, FACS

吃對食物，啟動你的護胃機制

李婉萍

大家都知道胃食道逆流會不舒服，但有些人一開始會輕忽不理，非要等到痛了才正視。在這本書分三部分，先告訴大家胃食道逆流的嚴重性，接著教大家認識需要注意的營養素，最後是實際飲食的建議和禁忌。

胃食道逆流其實就是一種身體的發炎反應，發炎會造成細胞氧化，進而增加細胞壞死的機率。發炎可能會讓細胞發展成癌細胞，所以真的不要覺得無所謂。胃食道逆流發生有多重原因，而像肥胖就容易影響到代謝功能，所以變瘦是會減少胃食道逆流的。當胃食道逆流發生時，看是否有其他疾病導因，譬如免疫力失調、自律神經失調都可能有關。

接下來亞維醫師詳細介紹三大類營養素：蛋白質、醣類、脂肪，讓讀者對護胃飲食有基本概念。

（一）蛋白質：蛋白質有幫助細胞生長與修復的功能。當組織細胞發炎，需要足夠的蛋白質來幫助修復。而蛋白質的種類也很重要，以白肉和植物性蛋白質等油脂含量少的蛋白質尤佳。

（二）醣類：需要特別注意的就是「精緻澱粉」，譬如麵包、蛋糕、餅乾、麵條，因為會刺激胃酸逆流，除此之外，甚至對血糖控制、體重管理，都會有不好的影響。

（三）脂肪：不是一味追求低脂肪、不用油就會比較好。事實上人體還是需要足夠好的脂肪，例如橄欖油、酪梨油、苦茶油，再來是腰果、花生類等天然堅果，都是好的脂肪來源。

　　亞維醫師也解答許多人的疑惑：「想幫助減緩胃食道逆流，為什麼要多吃纖維呢？」一天要吃到至少3個拳頭的纖維量，增加纖維可以加快胃排空的速度，讓食物往下走快一點，不要讓太多酸滯留在胃裡。現在飲食中多含加工食品，有些人會對添加物比較敏感，而纖維剛好能幫助加速代謝。植物裡還有植化素可以降低發炎反應，例如減少巴瑞特食道症、食道癌的風險。

　　此外，本書還提到會刺激胃酸的食物，非常實用，可以參考一下，有胃食道逆流困擾的人記得避免。

　　胃食道逆流還有一個重點禁忌：一整天不要餓肚子，盡量規律吃三餐。可以每一餐吃少少的，但不要錯過。工作型態不規律的人，一杯豆漿、牛奶、燕麥片，找現成的東西吃，甚至一盤堅果都比沒吃好。

　　在此，我也要提醒外食族，若能留意吃的順序，也可以減緩胃食道逆流。以雞腿便當為例，建議先吃雞腿（蛋白質），再來吃蔬菜，最後才吃飯（澱粉）。除了用餐順序，還要注意均衡飲食，如果是吃餛飩麵，都是澱粉沒有蔬菜，這時就要再搭配一個蔬菜會比較適合。

　　亞維醫師對於護胃的食材和食譜，提供非常詳盡的說明。而我則更著重台灣在地食材和飲食習慣，寫下《護胃聖經台灣版》一書，與讀者分享如何用低醣飲食和地中海飲食來幫助護胃。兩本書相互參照，會更有收穫，來跟大家分享推薦這本好書！

（本文作者為榮新診所營養師、《護胃聖經台灣版》作者）

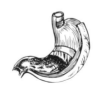

CONTENTS

一　　## 高酸飲食**對人體的傷害**
PART I　ACID DISRUPTION AND YOUR DIET

一　　## 護胃，**從飲食與生活型態下手**
PART II　FOOD AND LIFESTYLE PRESCRIPTIONS

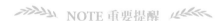

NOTE 重要提醒

本書提供的醫療保健資訊與建議僅供參考，效用可能依個人體質、病史、年齡、用量等，有所不同。個人健康與治療相關問題，仍應遵照專業醫師建議與診斷為宜。如發現身體有不適症狀，請儘速就醫。

PART III

終生護胃計畫
改善酸害，增強代謝，常保健康

THE 28-DAY BLUEPRINT FOR REDUCING ACID
DAMAGE, REVVING UP METABOLISM, AND
STAYING HEALTHY FOR LIFE

4 週低酸飲食，告別胃食道逆流，打造一生受用的護胃計畫

陳炳誠

「醫者父母心」，這是一句東方諺語，但若要用來形容本書作者強納森‧亞維醫師（Jonathan Aviv, MD, FACS）這位西方世界的美國醫師，我認為也是恰如其分的。強納森‧亞維是耳鼻喉科醫師，擅長內視鏡操作，在診治許多咽喉及食道疾病患者後，他發現胃酸過多導致太多臨床問題。身為醫師的他，想為大家提出一些方法，從根本改善這些疾病，而不是只靠藥物治療，治療一陣子後，如果停藥，又要面臨疾病復發的問題。他希望所有人都能透過飲食生活，徹底根治。

我相信大部分的成年人，或多或少都有胃食道逆流的經驗，但知道這可能會導致嚴重問題的人，或許不多。

胃酸過多所導致的胃食道逆流，在西方世界盛行率很高，約占總人口的 20% 至 40% 左右，在亞洲國家的盛行率相對較低。但近年來因為生活型態改變、飲食西化之故，愈來愈多東方人有胃酸過多的問題；研究也發現，亞洲國家的胃食道逆流人數正在不斷增加，台灣正是其中之一。逆流性食道炎，進一步會形成巴瑞特食道症（Barrett's esophagus），再來就可能會變成食道癌。食道癌在台灣，每年新增病例超過 2,500 人，也是台灣男性死亡癌症的第 5 名。

如何防範這些問題,《低酸‧食療‧護胃聖經》提供了我們很好的答案。「醫食同源」是東方世界的經驗法則。在西方世界,透過科學理論與臨床實驗,從診斷到治療,最後又回到了預防及保養,顯見飲食保健對於健康,依舊具有重要角色。中西殊途,但殊途同歸。治療疾病最好的方法,就是預防疾病的發生。

本書精彩有趣的地方,在於臨床經驗與實際運用,而不只是單純提出理論。閱讀的時候,以一個臨床醫師的角度來看,很快就會知道亞維醫師有豐富的醫療經驗;因為病人很少會如同教科書一樣,只有單一疾病。一個會胃酸過多的人,常常伴隨其他問題。例如,患者可能愛喝酒、茶和咖啡、菸不離手,也可能過度肥胖,腹內壓大,導致胃酸逆流。肥胖又可能是因為缺乏運動、飲食不恰當。經常食用導致高胃酸的食物,更是大眾常有的問題。亞維醫師針對上述問題,一一進行分析,同時也提供了許多好用、實用、有用的方法。

本書一開始,先告訴讀者什麼是胃酸過多及逆流。胃食道逆流可說是千面女郎,可能的「面貌」包括:火燒心、久咳、吞嚥困難、胸痛等。所以胃食道逆流的問題,會比一般人想像的更普遍而多樣化。亞維醫師也以自己的親身體驗,說明胃酸逆流所造成的症狀「嚴重呼吸困難」,這是一種非典型的胃食道逆流症狀。在這之前,他完全沒有火燒心。這也開啟了他對胃酸逆流更深入的了解,也更能體會病人的感受。為了解決高酸問題,他用科學的角度,去審視所有可能造成高酸的食物,以及容易造成胃蛋白酶功能異常的關鍵。除此之外,他反對加工食物及基因改造食物,建議減少紅肉的攝取,盡量以魚肉、雞肉及植物性蛋白質來取代不好的肉品。高纖食物和不飽和脂肪的攝取，也是食材選擇的一大重點。因此，本書所建議的飲食方法，並非只有降低胃酸而已，還考慮了飲食對代謝症候群的影響，以及食物對於防癌、防炎的功能等，引領讀者了解胃酸過多的成因及各種低酸的健康食材之餘，護胃計畫的架構也逐漸成形。

亞維醫師的護胃計畫主軸是「改善酸害，增強代謝」。他把改善酸害的修復期定為 4 週。在這段期間，我們必須遵守低酸飲食法則，改掉不好的生活習慣，選擇有益及低酸的食物。本書會告訴大家如何選擇食材，也清楚說明該如何烹調，甚至如何選擇適當的廚具。過了修復期，緊接著是保養期。在保養期間，我們可以有策略性的享用過去喜愛的食物，但前提是不能違背健康及低酸的飲食原則。此階段的食材選擇，也比修復期更為豐富。而且可以長期保養健康。根據作者的經驗，許多人嘗試這些飲食方法後，不只擺脫了高酸的危害，也成功減輕體重。

飲食計畫中所提供的食譜，看似單純，其實已經融合了營養學與臨床醫學。我們可以從中看到菜單融合了東方飲食、地中海飲食、得舒飲食（簡稱 DASH）、義大利飲食和美洲的食材。更讓我佩服的地方在於同時兼顧了美味與健康，甚至還提供了特殊日子專用的低酸食譜（情人節雙人套餐、週末早午餐、夏季烤肉日、感恩節大餐、新年派對)。簡言之，作者將科學和人文、健康和美味、生活和情趣做了很好的結合。除了引領我們改善飲食方式，還告訴我們運動的重要性，分析了各項運動的優缺點。哪些運動不會引起胃酸逆流、哪種情況下適合運動，書中都有很好的見解。

我很高興此著作的問世。它告訴了我們，如何以人本的立場，來看待一個問題，來治療一種疾病，來追求一生的健康。這是本好書，值得所有人用心細細品嘗。願看過此書的人，都能擺脫酸害，不再為胃酸逆流而苦惱。更希望大家的生活，能和書中的菜單一樣，豐富美好，自然健康。

（本文作者為台南胃腸肝膽科成美診所院長、台南醫師公會理事、前成大醫院主任、商業周刊《良醫健康網》「胃腸肝膽科」第一名好醫師）

護胃不能等！開始實行4週修復計畫吧

急診女醫師其實．

「醫生，我做過胃鏡也開始吃胃藥了，為什麼還是這麼痛？」

「醫生，我已經減肥了，也從來不沾酒、不吃辛辣油膩，睡前3小時也沒有吃東西，為什麼胃還是痛？」

我在急診室經常遇到胃痛到臉色發白，抱著肚子，站都站不直，全身痛到發抖，甚至冒冷汗快昏倒的病患。有時一般的止痛藥無法止痛，必須使用嗎啡類的藥物，才能暫時改善。我完全能感同身受，因為我自己也有一樣的問題。說來不好意思，我也曾經胃痛到在床上打滾，徹夜難眠，結果最後去掛了急診。就像我在自身著作《急診室 SOP》所說，病人有的問題，我常常也都有。有時候我還會這樣安慰不敢做胃鏡的病患：「我自己都做過 3 次胃鏡了呢！」

大家都知道如果有胃酸過多的問題，可以吃制酸劑或胃乳，或是經醫師評估進行胃鏡等檢查，排除胃穿孔或胃癌等嚴重疾病後，服用醫師開立、治療潰瘍專用的氫離子幫浦阻斷劑（PPI）或抗生素合併療程。但即使如此，為什麼病情仍容易復發？開始服用藥物治療後，有時還是疼痛不堪呢？

這本《低酸・食療・護胃聖經》解答了這些問題，同時也解開了大眾的疑惑。

本書作者強納森・亞維醫師很有意思，他的主治並不是腸胃科，而是耳鼻喉科。台語俗諺「醫生怕治咳」其來有自。許多找上亞維醫師的病患長期咳嗽、總覺得喉嚨有痰或有異物感，在檢查過肺部、氣管、過敏，甚至心臟之後，卻都被告知檢查結果一切正常。但病人換過一種又一種的止咳藥物，卻還是咳個不停。最後亞維醫師發現，其實並不是呼吸道的問題，而是胃酸逆流所致。他在進一步研究胃酸過多、胃食道逆流之後，成為這個領域的專家。（他本身也有胃食道逆流問題，病情甚至嚴重到呼吸差點停止。）他在本書中以深入淺出的方式介紹胃食道逆流，引領大眾了解成因、預防、治療與保健方法。

你可能會問：「不就是胃酸過多嘛，減少胃酸就好啦？」但真是這樣嗎？我們真的知道這是什麼疾病嗎？只要吃到酸的東西，就會讓胃酸增加嗎？所有症狀都單純來自胃酸嗎？為什麼吃了藥還是不會好？透過「鹼性食物改善體質」真能改善病情，還是根本火上加油呢？胃酸逆流如果吃了胃藥有所改善，是不是就能不管它了？甚至，你是否想過：「胃酸過多會不會造成全身性發炎反應，導致身體機能惡化，甚至有食道癌的危險呢？

上述攸關我們健康與生活的問題，也可在本書找到答案。

胃食道逆流，只靠吃藥是不會根治的。生活型態，包括飲食、運動都要改變。只要 4 週（28 天）的修復期（加上 2 週或更久的保養期），不只可以改善胃和全身的傷害，還可以增加代謝，減輕體重（這點太棒了），常保健康，降低罹患癌症的機率，最後讓我們徹底擺脫胃食道逆流的人生。

老實說，看完本書，我從現在就想要開始實行這個 4 週的護胃計畫囉！

（本文作者為網路人氣醫師圖文作家）

護胃食療，打造健康輕盈好體態

趙函穎

在我的減肥營養門診發現，竟然有高達 7 成肥胖者有腸胃不適的症狀，如胃脹氣、胃痛、胃食道逆流等，甚至合併有急慢性胃潰瘍的情形，或許你會覺得奇怪，消化不良的人，腸胃是否就不易吸收營養，理論上應該不會變胖才對？其實不然，對於每個求診者，我都會請他們詳細回憶過去的飲食習慣，進而找出問題再來對症處理，才能達到改善並不復胖的效果。而這些肥胖者多半有以下情形：

1. 喜歡喝碳酸飲料、含糖手搖茶，空腹喝咖啡。
2. 喜歡甜食、油炸、麵包，常吃加工微波食品。
3. 吃很快、每餐不到 10 分鐘，大小餐時間不定。

以上這些不良習慣，都有可能是讓身體代謝變差，以及引起胃酸逆流的主要原因。近年來醫學研究發現，吃進過多的食品添加物（如磷酸鹽、高果糖玉米糖漿）、油炸食物及甜食，身體會產生自由基，導致慢性發炎，長期下來還會引起肝腎負擔。再加上這些食物多半為「空熱量」（empty calories），沒有太大的營養價值，也嚴重缺乏膳食纖維、維生素與礦物質，進而肥胖、三高、甚至癌症就找上門來。

　　因此，如果你常有胃部不適的問題千萬別輕忽，建議慢慢開始調整飲食及生活作息，務必找到最適合自己，並且可長久執行的方式，才容易成功。本書作者強納森・亞維醫師，倡導把食物變成最有效的藥物，用食療來改善胃食道逆流產生的發炎酸害以及達到減重降三高的目的。書裡還提供非常詳細的 4 週護胃飲食計畫與食譜，值得細細研讀，找出最適合自己的食物，祝福各位都可以擺脫酸害的人生，並且吃出健康輕盈好體態。

（本文作者為晨光健康營養專科諮詢中心院長）

前言
PREFACE

安柏 37 歲，是一位在家工作的母親。她現在憂心忡忡，因為過去 7 個月來，她的喉嚨一直有腫脹感，不僅難以吞嚥固體食物，有時甚至連吞藥丸都有問題。她的聲音聽起來很緊，偶有嘶啞情形。她常覺得喉嚨有濃痰，也有鼻涕倒流的感覺。一天到晚都能聽到她在清喉嚨。安柏看過了家庭醫師，也服用了過敏藥物，但是症狀並沒有消失。

安柏把內心的擔憂告訴一位有類似症狀的朋友，朋友建議她去看耳鼻喉科。最後透過轉診找上了我。安柏第一次來看診時，我先問了她的飲食習慣與生活型態。她每天早上起床會先喝一杯咖啡（一天共喝三杯），接著喝一杯柳橙汁或葡萄柚汁。午餐大多吃番茄生菜沙拉，淋上檸檬醋沙拉醬。工作日的家庭晚餐時間是晚上 6 點半，她在用餐時會小酌一、兩杯葡萄酒。晚上 10 點則習慣吃一、兩片方塊巧克力，配一杯花草茶。

透過小型攝影機檢查她的喉嚨之後，我發現本來應該很薄、負責震動的聲帶又紅又腫，喉頭後面靠近食道口的地方腫得尤其厲害。

我在紐約市耳鼻喉科與過敏聯合診所（ENT and Allergy Associates）[+]擔任嗓音與吞嚥中心（Voice and Swallowing Center）的臨床醫療主任，每天都會碰到像安柏這樣的病患：外表一點也不像典型的胃食道逆流（GERD）患者。（如果你看過 70 和 80 年代的我可舒適〔Alka-Seltzer〕胃藥廣告，肯定明白我的意思，主角幾乎都是肥胖的中年白人男性，大吃漢堡、披薩、肉丸等垃圾食

[+] 美國最大私人耳鼻喉科醫療組織。

物之後，開始抱怨自己有火燒心的症狀。）時至今日，胃酸的傷害（acid damage，本書簡稱「酸害」）影響層面更廣，堪稱全球性的問題，不分族裔、性別與年齡，連年紀很小的人都可能得病。患者夜裡難以成眠，從早到晚動不動都在清喉嚨。

　　酸害的定義也有所改變。過去胃酸過多的症狀只有典型的火燒心。雖然名為火燒「心」，但其實是胃酸往上逆流到相鄰的食道所致，與心臟無關。本書將告訴你上述定義狹隘又容易造成誤解，在某些情況下甚至具有高度危險。其實除了火燒心，酸害的症狀還包括：

- 聲音沙啞
- 久咳不癒
- 沒有明顯原因的喉嚨痛
- 喉嚨有腫脹感
- 鼻涕倒流
- 過敏
- 呼吸急促
- 腹脹

　　這些症狀**可能會**也**可能不會**伴隨火燒心或消化不良。因此，未確診的胃食道逆流病患達數百萬之譜，他們長期飽受副作用所苦，甚至可能罹患包括癌症在內的致命疾病。

胃酸分泌失調影響的年齡層擴大，症狀變多，潛在後果的危險性，在在都敲響警鐘，其中最令人擔憂的是受影響的人數。美國至少有六千萬人罹患胃食道逆流這種最常見的胃酸相關病症。心臟病、糖尿病與乳糜瀉（celiac disease）皆名列其後。罹患食道癌的人數也逐漸增加，而食道癌正是酸害最嚴重的結果。從 1970 年代至今，食道癌的發生率成長了 650 倍，極可能取代結腸癌，成為美國第二大癌症。值得探討的是，食道癌病例開始增加的時期，恰巧適逢其他癌症的發生率明顯升高，乳癌即為一例。

食道癌病患增加的可能因素如下：

- **延遲治療**：有太多人長年忍受胃酸逆流的症狀，導致酸害持續加劇。出於對症狀的誤解，他們甚至不知道禍首是胃酸。比如說，你知道跟肺部或過敏無關的久咳不癒，最常見的原因往往是胃酸逆流嗎？
- **錯誤治療**：許多胃酸過多的解決方法都奠基在偽科學之上，包括利用酸鹼值（pH 值）區分食物是否健康。有些所謂的解方（尤其是飲食方面）非但無效，還會致使酸害惡化，造成危險，直接帶你走上通往癌前病症之路。
- **漏診（missed diagnoses）**：許多醫療專業人員往往無法看出病灶實為逆流性疾病。「你的症狀是過敏或消化問題造成的嗎？」「你應該先看哪一科醫生？」等問題也都無法確實解答，導致很多病人來找我之前，都已費時多年遍尋良醫，卻始終無法控制胃食道逆流的情況。

- **誤用及（或）過度依賴制酸藥物**：服用制酸劑時沒有完全遵照醫囑的人非常多，但制酸劑必須確實按照醫囑才能完全發揮效用。此外，像氫離子幫浦阻斷劑（proton pump inhibitor，簡稱 PPI）之類的藥物，若能正確遵照醫囑服用，治療胃食道逆流的效果顯著；但問題是即使症狀減輕，許多病患仍然持續攝取酸性食物跟飲料，所以酸害不會消失。

不過，這些因素都與酸害的源頭無關，也無法解答為什麼會有這麼多人身上出現胃食道逆流以及隨之而來的症狀。為了找出答案，我們必須檢視自己每天吃下肚的飲食。唯有如此，才能揪出酸害的罪魁禍首，即「膳食酸」（dietary acid）。再者，無論各位知不知道，膳食酸就潛藏在許多看似無害的食物之中。

這正是我寫這本書的原因：我們已來到胃酸相關疾病的臨界點。我們不能繼續攝取含酸量過高的食物跟飲料。有些食物含有的化學物質會改變身體的天然制酸保護作用，這樣的食物不能再吃。我們不能滿足於不合標準或過時的治療、不準確的診斷、誤用或濫用藥物。除非我們想讓一種殘酷又致命的癌症奪走愈來愈多親友的性命：食道癌晚期（通常發現時已是晚期）的 5 年存活率只有 10 到 15％。實際上，食道癌晚期的確診病患大多活不到一年。《癌症臨床醫生期刊》（*A Cancer Journal for Clinicians*）2015年即預估 2016 年會新增 16,900 個食道癌病例，奪走 15,690 條性命。

解決之道：終止酸害

如果你與我大部分的病人一樣，身上出現了與胃食道逆流直接或間接相關的多種症狀，而且你把減輕症狀視為首要之務，那麼本書便能助你一臂之力。過去，醫生多把焦點放在從胃部**往上**逆流的酸，以及如何減緩胃食道逆流造成的不適。然而，我們已經知道逆流的胃酸並非唯一的問題，隨著某些食物與飲料**往下**進入食道的「酸」也是元兇。想必大家都很清楚，這種雙向酸流造成的破壞，遠超過令人不適的燒灼感。雖說因個人飲食選擇而起的其他問題，會以燒灼感做為一種前兆和指標。但只要遵循本書提出的方法，就可以阻止「酸」跟著飲食進入體內，也可以阻止胃酸逆流而上，進入並破壞脆弱的食道組織。

本書的核心是為期 4 週的飲食計畫，設計的宗旨是想讓你知道哪些食物該避免（中止傷害）、哪些食物該攝取（幫助修復與治癒），**把食物變成最有效的藥物**。整套計畫的建置歷時 8 年，一開始只是基本的食物清單，後來發展為結構完整的「兩階段計畫」，包含以週為單位的餐點安排與 70 多份食譜。我的病患之中，已有超過四千人親身試驗低酸飲食法（Acid Wather Diet）的各個版本。本書所介紹的是至今最完善的版本。

了解膳食酸的來源，認識除卻火燒心以外的胃食道逆流症狀，可能會救你一命。下列這份問卷列出了部分症狀（書中稍後將有更詳細的介紹），有助於找到對抗酸害的起點。

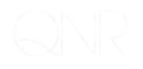 問卷：酸害是否找上你了？

過去一個月內，你是否有以下的問題？（0=沒有，5=嚴重）

1. 聲音沙啞或其他聲音方面的問題　　　0 1 2 3 4 5
2. 經常清喉嚨　　　　　　　　　　　　0 1 2 3 4 5
3. 喉嚨多痰或鼻涕倒流　　　　　　　　0 1 2 3 4 5
4. 吞嚥食物、液體或藥丸有困難　　　　0 1 2 3 4 5
5. 進食或平躺之後會咳嗽　　　　　　　0 1 2 3 4 5
6. 呼吸困難或偶爾有窒息感　　　　　　0 1 2 3 4 5
7. 麻煩或惱人的久咳不癒　　　　　　　0 1 2 3 4 5
8. 喉嚨有異物感或腫脹感　　　　　　　0 1 2 3 4 5
9. 火燒心、胸痛、消化不良　　　　　　0 1 2 3 4 5

總分（RSI*）＿＿＿＿＿＿＿＿

*逆流症狀指數（Reflux Symptom Index）。超過 13 分表示極可能有火燒喉逆流（throatburn reflux）。出現單一嚴重症狀不足以做出診斷，但確實代表有發炎的情況，遵循本書的低酸飲食法可減輕症狀。

此問卷經愛思唯爾出版社（Elsevier）同意，翻印自 *Journal of Voice*, 16(2), Belafsky, P.C., G.N. Postma, J.A. Koufman. Validity and reliability of the reflux symptom index (RSI), 274-77, 2002。

　　這套飲食計畫能幫助你治療酸害，不論症狀輕微或嚴重都有效。在這套計畫提供的框架下，你可以維持一輩子的低酸飲食習慣。低酸飲食的好處影響深遠，不單只有立即緩解胃食道逆流相關症狀與問題而已。根據試過低酸飲食法的病患，可知好處包括：酸害的疼痛與不適減緩、體力變好、對某些食物的強烈渴望降低，以及身體的發炎情況減輕；發炎是多種疾病的前兆，包括第二型糖尿病、高血壓、腸躁症與類風濕性關節炎。此外，令我開心的是他們也都異口同聲表示自己的體重穩定下降。

　　攝取低酸飲食的病患也能順便減重，對此我大為興奮，卻毫不意外。低酸飲食法是一種營養均衡的飲食，提供有益健康的主要營養素與富含纖維的食物。每天包括三餐加上兩頓點心，不像其他飲食法必須減餐不吃，導致心理上產生被剝奪感，因而無法長久以往、持之以恆。但低酸飲食可以讓我們的血糖持穩，不會有非吃不可的渴望。身體也會獲得最適量的維生素與礦物質，例如茄紅素、類胡蘿蔔素與類黃酮，加速修復遭受酸害的組織與細胞。

　　這本書是讓你回擊酸害的行動計畫，而執行計畫的最終決定權，就握在你手裡。

PART I

高酸飲食
對人體的傷害

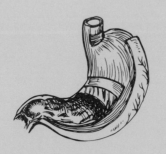

ACID DISRUPTION AND YOUR DIET

膳食酸害，
何以值得戒慎
恐懼？

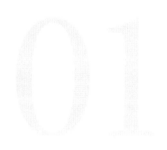

　　膳食酸害（dietary acid damage）是美國最嚴重的健康問題之一，影響的人數超過心臟病、糖尿病與乳糜瀉。近年來的統計數字顯示，胃食道逆流的發生率已是 1995 年的兩倍以上；胃食道逆流是最常見的酸害。光是在美國，胃酸逆流（acid reflux，胃食道逆流的通稱）的人就至少有六千萬，全球更是多達 **14 億人**。有些研究者甚至宣稱，胃食道逆流正逐漸成為一種全球流行病。

　　酸害沒有體外徵兆，所以無法從外表判斷其蔓延的程度。胃腸科與耳鼻喉科醫生可說每天都會碰到酸害病患。比起發生頻率上升，更令人擔憂的是症狀的嚴重程度。過去一年來，光是我自己就確診了 9 位不到 30 歲的巴瑞特食道症（Barrett's esophagus）患者，這是一種可能導致癌症的食道壁病症。這比率相當高，因為就以往的認知，不到 50 歲的巴瑞特食道症患者相當罕見。因此可知罹患此病的年齡層已有逐漸降低的態勢。我的 9 位病患都只出現喉嚨症狀，沒有火燒心的問題（稍後將會討論）。如果是 10 年前，此發現或許值得報導，但情況已今非昔比。

酸害 2.0：不再只是火燒心

什麼是酸害？酸害涵蓋多種病症，導致身體各部位發炎和生病。你應該聽過，只有在出現火燒心與胃酸逆流的症狀時，醫生才會做出胃食道逆流的診斷。令人驚訝的是，有這些症狀的人不算少，但不是每個人都知道原因。很多病患問我：火燒心與逆流到底是什麼？出現這些症狀時有什麼感覺？

簡單回答的話就是，胃酸流錯方向，往上倒流進入脆弱的食道組織，在胸腔底部造成一種燒灼的感覺，這種感覺可能會蔓延到胸腔中部與喉嚨，造成所謂的**火燒心**。**逆流**，則是已經吞下去的食物又往上流回胸腔和喉嚨。

這兩者都是胃酸逆流的典型症狀，但事實上並不是酸害的唯二症狀，甚至不是酸害最常見的症狀。我服務的聯合診所每個月在全美 40 多個不同的地方為多達七萬人看診，在胃食道逆流確診病患之中，有 9 成以上並未出現這兩種典型症狀。一般常見的症狀都與喉嚨有關，例如喉嚨有腫脹感，嚴重時造成吞嚥困難（dysphagia）。其餘常見症狀包括：久咳不癒（診斷上的定義是超過 8 週）、聲音沙啞、經常清喉嚨，以及喉嚨痛。

如果不適的症狀都集中在喉嚨，也有可能是咽喉逆流（laryngopharyngeal reflux，又稱**火燒喉逆流**）。有火燒喉逆流並不代表你無須擔心胃酸逆流；事實上，火燒喉逆流通常會伴隨火燒心的症狀，患者本身不自知是因為他們**感覺不到**。因為食道組織長期接觸胃酸後，極可能變得麻木無感。這是一種慢性發炎的症狀（見第 3 章）。只有檢查食道才能確定你是不是有火燒心而不自知。

　　無論是有感或無感的火燒心，或是揮之不去的喉嚨症狀，都可能干擾睡眠、妨礙進食、影響體力與活動力，或者惹怒你的另一半。如果你像我的許多病人一樣，必須靠聲音吃飯、得在公開場合演說賺取收入，上述症狀都可能影響你的生計。況且有很多人不知道，這些症狀肇因於酸害長期破壞細胞的完整與功能，引發致病的慢性發炎，最嚴重的後果就是罹患食道癌這種日漸普遍的惡性腫瘤。或許現在還看不到太多與食道癌相關的報導，但未來數年，食道癌肯定會躍升重大疾病之一，除非我們現在就採取適當的行動來預防與防制。

　　幸好，人類完全有能力消除胃酸逆流引發的症狀，也能減輕容易惡化為食道癌的內膜傷害。解決之道就在於飲食。你必須使用一種不同於以往的測量方式，來評估飲食的「好」或「壞」。低酸飲食法不靠熱量、碳水化合物或脂肪來選擇飲食，而是利用酸度或酸鹼值來決定一樣東西對人體有害或有益。我稱這種作法為「低酸守門人」（Acid Watcher），可以助你奪回健康的掌控權，減輕與胃酸逆流有關的症狀，無須長期依賴成藥或處方藥物。

　　其實你對這個消除胃酸逆流症狀的方法多少有點了解，只是不自知。你是否曾在不斷嘗試、犯錯或成功的飲食經驗中，對於自己吃哪些東西會「刺激」胃酸逆流而略知一二？即使是暫時性的，但只要你遠離那些不能吃的食物，不適症狀是否就有所改善了呢？若是如此，其實你早就是低酸守門人了。

　　想必你應該還不知道，一般人認為會刺激胃酸的食物之中，其實完全漏掉了幾種時下流行的常見食物，而這些食物都會導致或加劇胃酸逆流。

　　說不定你每天都把這些食物吃喝下肚，時間長達數月、甚至數年之久，卻一直不知道它們就是胃食道逆流症狀的禍首。更嚴重的是，它們造成的傷害，可能已嚴重到讓你的食道對胃酸逆流無感，所以你的火燒心症狀神奇消失，但喉嚨症狀卻變本加厲。

　　方才不斷重複提到的「食物」，即是加工食品與飲料。加工食品會添加一種名為「膳食酸」的化學物質。店家貨架上許多大眾愛吃的東西都含酸，有些是本身就有，有些則是化學加工的結果。吃進這些東西後，你的身體也會隨之變酸。飲食中若是添加了膳食酸，酸鹼值會降低，人類攝取這類食物後，導致大量毒性物質進入內臟組織。食道壁最容易受到這種毒性物質影響，因為食道是一條細管，你所吃喝的一切東西都必須先經過食道，才能進入胃（第 2 章將詳細介紹食道）。

▍膳食酸如何潛入零食與正餐

　　你可能不知道我們日常攝取的飲食當中，多數都含有膳食酸。以罐裝的湯品、蔬菜為例，若是經過發酵的醃漬罐頭，膳食酸特別高。只要是含有高果糖玉米糖漿的食品一定都含有膳食酸，即使吃起來不甜也一樣。簡直無所不在、遭各方濫用的甜味劑，在製作過程中都使用了硫酸，而且會出現在你完全意想不到的地方，例如調味料、烤肉醬、沾醬、綜合香料，甚至是嬰兒食品。

　　其餘含有膳食酸的東西，包括麵包、沙拉醬、果汁、優格與糖果棒，以及危害最大的酸性食品：汽水。此外，還有許許多多注重健康與身材的人以為很安全的無糖、無色素食品，比方說

「加味氣泡水」。

每天食用含有膳食酸的食物或飲料，就等於主動邀請酸害進入你的身體。放任看似無害的酸害持續在你的體內橫行，最終只會演變為無法解決的大病，不論你飯後吃多少制酸劑都無效。

▎以「食物」治療和預防酸害

改變吃東西的方式與吃進肚子裡的東西，可加速胃酸逆流的治療、恢復跟預防。逆轉和預防胃酸逆流最重要的第一步，是了解食物裡的酸來自何處。大原則是食物的加工程度愈高，呼吸消化道（aerodigestive tract）承受的酸害也愈大。（呼吸消化道指的是從嘴巴到胃的路徑，包括聲帶、氣管與肺。）

有一種方法可以簡單判斷食物的加工程度，那就是考慮這種食物從大自然生長出來的可能性有多高，無論是來自樹木、植物、土壤、溪流都好。例如，你可以像摘水果一樣，從樹上摘一片奧利奧（Oreo）餅乾來吃嗎？或是，你可以從土裡挖出一大堆新鮮的辣味乳酪墨西哥玉米片嗎？絕對不可能。或者，你走在路上可能偶然經過一條流著可口可樂的小溪嗎？除了玩糖果樂園遊戲（Candy Land）以外，絕無可能。雖然這種想像練習有點蠢，卻是很實用的淘汰法，可以幫助你選擇每天該吃什麼、該喝什麼。

當然，還有一種更簡單的方式：遵循這本書的飲食計畫。低酸飲食法的主要功能是減少全身性的酸害，以自然的方式治療胃酸逆流，以及預防長期胃酸逆流的後果，包括巴瑞特食道症與食道癌。為了發揮上述功能，這套飲食計畫最重要的關鍵就是低酸。本計畫剔除了每一種危險的加工食品，用天然、美味和低酸的食物豐富你的餐桌跟味蕾，也要引導你學會控制自己對糖的渴望。

不過，在百家爭鳴的健康、飲食與營養書海之中，這本書的特色不只是點名和剔除高酸與加工食品而已。畢竟，注重健康的人，無論是醫療專業人員或有知識的消費者，都知道加工食品對身體有害：經化學處理的加工食品會引起發炎。低酸飲食法的獨特優勢在於令人耳目一新的**三個重大觀點**。

第一，指出一般營養學標準視為健康，但其實對胃酸逆流患者極度有害的食物，比方說，葡萄酒、柑橘類水果、生大蒜、生洋蔥、番茄等。就算是行之有年、備受推崇的飲食法，像是地中海飲食，也可能對低酸守門人造成傷害。

第二，利用酸鹼值（即 pH 值）來區分哪些食物有療效、哪些食物會造成傷害，這是一種與眾不同的方法。換言之，pH 值高的食物不一定對低酸守門人有益。請繼續往下看便知分曉。

第三，負責消化的胃蛋白酶（pepsin）應留在胃裡，不要讓它跑錯地方，對身體造成嚴重傷害。如果飲食酸性太高（大多數人都有的問題），胃蛋白酶一定會出現在錯誤的地方。在對抗膳食酸與發炎的戰役中，了解胃蛋白酶至關重要。

低酸飲食法分為兩個階段。第一階段是修復期（Healing Phase），為時 4 週，想修復被膳食酸破壞的身體組織，至少需要 28 天。第二階段是保養期（Maintenance Phase），這段時間可以開始吃修復期不可吃的某些食物，為低酸守門人的人生奠定堅實的基礎。以下簡述兩個階段：

修復期的主角是低酸食物，含有豐富的再生植物性化合物（regenerative phytochemicals），這種食物最適合用來修復受損的食道組織。遵循「5 的原則」（Rule of 5），享用酸鹼值 5 以上的食物，例如動物瘦肉的蛋白質、全穀物與多種蔬果。這個原則能幫你控制胃蛋白酶，大幅改善長期酸害。全面剔除引發消化不良與酸化的食物，包括碳酸飲料、酒精、咖啡因、巧克力、薄荷、生洋蔥與生大蒜。用各種美味的天然食物，以及低酸的香草類植物與香料來豐富你的飲食內容。每日三餐加上兩頓點心，讓人無須擔心吃不飽而產生被剝奪感。

有些病人一開始對 28 天的長度感到質疑，還會主動縮短修復期，尤其是在很快就看見體重減輕、體力變好、脹氣變少等成效之後。症狀改善讓這些病患以為酸害已迅速治癒。但是，請務必牢記對長期或甚至一生承受酸害的組織來說，28 天是治療所需的**最短**天數。改善的感覺通常很早就會出現，因為消化不良、火燒心與清喉嚨等症狀會在 21 天（3 週）左右開始消退（因嚴重程度而異），但這只是低酸飲食法正在發揮效用的證據，並不代表你應該中止修復期。

當然，走捷徑的病人最後反而得花更長的時間。只要吃一次高酸食物就會使進度倒退。低酸飲食法詳細規畫了 4 週菜單，自動幫你做好準備。你只要下定決心照著計畫走就行了。

此外，還有兩個額外的好處：一是價格不貴（點心與正餐的價格大約 20 美元，約合台幣 600 元），另一個是烹調時間很短（多數食譜都不到 30 分鐘）。請記住，低酸飲食法已有四千多個成功案例，而且人數仍在持續增加（但是沒有任何一個縮短修復期而成功的案例）。萬一你忍不住偷吃高酸食物，別擔心。你不是第一個，也不會是最後一個。

保養期應至少持續兩個星期，但如果你想要擁有最健康的無酸生活，也可持續一輩子。你將在這個階段找到重新攝取咖啡因的方法；知道如何選擇酒精飲料，例如以馬鈴薯和玉米做為原料的伏特加；吃煮熟的大蒜跟洋蔥。你可以開始吃稍微酸一點的蔬果與其他主食，包括特定的乳製品、蘋果和甜椒，也可以吃蜂蜜和少許黑巧克力等甜食。

▌飲食以外的低酸策略

用有療效的低酸食物取代有害的高酸食物，是治療過程中最重要的一環。不過，相關研究和我本身的臨床經驗都已證實，想要徹底治療酸害也必須配合其他生活習慣，包括運動、睡眠與減輕壓力。

以伸展、平衡和療癒為主的運動有助於舒緩酸害、減輕體重。減重的效果特別重要，因為（對體重過重或肥胖的人來說）體重只要減輕百分之十就能明顯舒緩酸害症狀。

研究發現，睡眠品質不佳與（或）睡眠不足以及長期壓力，都跟體重增加和酸害有直接關係。（第 3 章將討論體重增加與胃酸逆流之間的關係。）我會幫助你了解導致酸害惡化的非飲食因素。
例如，如何減少糖皮質素（glucocorticoids，簡稱 GCs）的分泌。
糖皮質素是一種類固醇激素，身體會在出現心理或情緒壓力時釋
放這種激素。糖皮質素的突然快速釋放會導致胃蛋白酶分泌量上
升，進而造成胃食道逆流與胃潰瘍的罹患機率或惡化機率升高，
也會增加腹部脂肪堆積，而腹部脂肪跟胃酸逆流有關，也跟罹患
巴瑞特食道症的機率有關。

　　接下來，你會發現低酸飲食法不只是一種飲食法（雖然著重
於飲食），更是一種全方位的生活型態，幫助我們透過自然的方法
治療長年承受酸害的身體。愈早開始治療，就能愈早恢復健康。

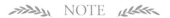 NOTE

逆流的胃酸、
食道與癌症

　　最直接承受酸害的器官是食道。酸害當然不會只侵襲這個輸送食物與液體的重要器官，但這裡是胃酸可能敲開的第一道門。各位必須針對食道的功能，以及食道與消化系統之間的密切關係，先有基本的認識，才能進而清楚了解飲食選擇與胃食道逆流之間有何關聯。

　　早在數十年前，胃食道逆流的興起就與飲食選擇有關，但是**為你**做這些飲食選擇的人**不是你**，而是 1970 年代晚期與 1980 年代早期的食品製造商，他們在許多大眾常吃的食品跟飲料中添加膳食酸。

　　思考這些因素之間的相互關聯，能幫助你成為健康的掌舵者。

▌認識食道：與癌症正面交鋒的器官

　　食道，其實不大。多數人的食道寬度只有 1 吋（約 2.54 公分），長度只有 8 到 10 吋（約 20 到 25 公分）。不過，這條肌肉

管可是維持生命的關鍵要素，因為所有的養分都經由這條管道進
入你的身體。

　　你吃東西時，咀嚼過的食物經由食道進入胃裡消化，被胃酸
分解以利吸收。你最愛喝的飲料一定得經過這條管道，除非你的
喉頭沒把氣管關好，害你大口喝下的飲料「跑錯管子」。

　　談及日常飲食對人體的影響，食道首當其衝，是最早承受的
部位。食道或許可比喻為人體的門戶，但是它對送上門的食物並
沒有篩選能力，也沒有發言權。無論你吃喝下肚的是什麼東西，
食道都會全盤接受。食道內有一層淡粉紅色的粘膜（mucosa），跟
口腔裡上皮細胞組成的粘膜一樣。上皮細胞很強韌，承受得住摩
擦與接觸，不過這種強韌不同於牙齒的琺瑯質，琺瑯質是人體最
堅硬的物質（值得探討的是，琺瑯質也難逃酸害）。

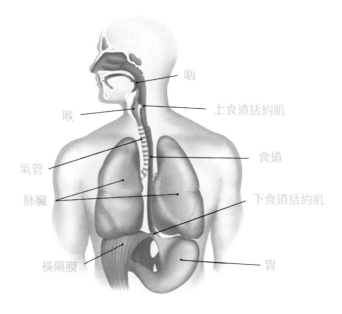

咽
喉
上食道括約肌
氣管
食道
肺臟
下食道括約肌
橫隔膜
胃

　　食道兩端都有括約肌，也就是肌肉做的關閉閥。上端是上食道括約肌（UES），位置在喉結下方；下端是下食道括約肌（LES），在胃的正上方，位置差不多在肋骨下緣（請見 P33 圖示）。吃喝的時候，食道括約肌會鬆開，好讓食物和液體通過喉嚨，進入胃部。括約肌仰賴複雜的多向肌纖維製造出最大張力。在正常情況下，上食道與下食道括約肌會在你吞嚥的東西通過之後重新收緊，形成一道阻擋胃酸逆流的天然屏障，保護胃部上方的組織不受胃酸侵蝕。

　　食道壁的上皮細胞在括約肌的關閉上扮演重要角色，尤其是括約肌的閉緊程度。括約肌確實閉緊，才能讓胃酸留在正確的地方，也就是胃裡。食道上皮細胞也會與位於組織下層的腺體攜手合作，提高面對每日攻擊的抵抗力，尤其是抵禦膳食酸。當你吃進高酸物質時，這些腺體會分泌具有中和作用的酶，盡量減輕組織損傷。

　　食道有完善的保護機制，可維持食道組織的健康，並且確保胃酸不會跑錯地方。當你每天攝取的食物損害或侵蝕了食道括約肌內膜，就會出現胃酸逆流的問題。膳食酸是最容易傷害食道壁的物質，我之前也提過，現今最流行的食物和飲料都含有膳食酸。

　　雖然上食道與下食道括約肌都可能因為一再接觸到胃酸而受傷，但是兩者的弱點不同。容易使下食道括約肌變鬆的物質是：

- 香菸
- 咖啡因

- 巧克力
- 含糖碳酸飲料
- 酒精

　　上述物質打開了食道的門戶，讓具腐蝕性的胃酸逆流進入食道。香菸和酒精也會傷害上食道括約肌。上食道括約肌變鬆，胃酸就會進入呼吸器官，例如嘴巴、喉頭與氣管。當這些部位蒙受酸害，就會出現下列常見的症狀：

- 聲音沙啞
- 多痰
- 鼻涕倒流
- 氣喘
- 呼吸急促

▌胃蛋白酶的問題

　　胃酸在胃裡負責消化食物，但逆流的胃酸就不僅僅是流過去那麼簡單了。這種強酸通常會帶著胃蛋白酶分子一起逆流進入食道與喉嚨，增強胃酸的侵蝕性。

　　胃蛋白酶是一種酵素，通常存在於胃部，可幫助分解食物。雖然胃酸才是關注焦點，連大多數醫療專業人員與賦形劑（pharmaceutical aid，又稱「藥用輔料」）也都只關注胃酸（藥局裡只找得到制酸劑，卻找不到制胃蛋白酶的藥物），但胃蛋白酶是一種不容忽視的危險。

胃蛋白酶在胃裡本來是無活性的，碰到酸性食物才會被活化。活化後的胃蛋白酶被胃酸吸收之後，可能會隨著逆流湧入食道、胸腔、聲帶與喉嚨，如果你的食道括約肌已變鬆，情況會更加嚴重。胃蛋白酶可能會跟食道與喉嚨裡的胃蛋白酶受體結合，產生類似魔鬼氈的效果。這也是問題真正的開端。

胃蛋白酶在食道裡住下來之後，你每一次吃喝下肚的酸性物質，都會**催化其活性**。活化的胃蛋白酶就像遊戲裡飢餓的《小精靈》（Pac-Man），迅速尋找可以吞噬或分解的東西。在膳食蛋白質不存在的食道環境中（胃蛋白酶在胃裡通常負責消化蛋白質），胃蛋白酶會開始侵蝕喉嚨與食道組織，引發各式各樣的病症，包括發炎、火燒心、巴瑞特食道症（嚴重酸害導致的癌前病症），以及食道癌。有胃蛋白酶的地方，只要碰到高酸物質，例如含糖的水或醋，**你吃的東西就會反過來吃你**。

▍危險的巴瑞特食道症

巴瑞特食道症，簡言之，就是食道裡出現了胃部組織，這對患者來說是危險徵兆，代表罹患食道癌的機率更高。事實上，巴瑞特食道症患者罹患食道腺癌的機率是一般人的 30 到 125 倍。

健康的胃呈深粉紅色，就像燻鮭魚的顏色，而食道壁是灰白色。一般而言，粉紅色的胃粘膜與灰白色的食道壁，壁壘分明。但是當食道尾段遭受嚴重酸害時，胃粘膜會悄悄蔓延到食道所屬地盤，粉紅色的組織像手指一樣，伸進了灰白色的食道壁。

目前美國罹患巴瑞特食道症的成年人約為百分之一，男性罹患的機率是女性的兩倍，尤以年過 50 的白人男性最為常見。不過近 10 年來，我曾在 30、40 歲，甚至 20 多歲的年輕男女身上發現巴瑞特食道症。去年 6 月，有位 29 歲病患轉診到我這裡，他有咳嗽、聲音沙啞的症狀，但沒有火燒心。結果檢查後發現是巴瑞特食道症。

　　胃食道逆流的病患之中，有巴瑞特食道症的占 8%。令人憂心的是，火燒喉逆流的病患之中，有巴瑞特食道症的高達 10 到 15%；火燒喉逆流指的是雖然沒有火燒心的問題，卻長期飽受咳嗽、聲音沙啞、喉嚨腫脹、經常清喉嚨等症狀所苦。所謂的「長期症狀」（chronic symptom）指的是超過 8 週。

▌酸鹼值的真相

　　科學證據顯示，胃蛋白酶的活性高低取決於物質的酸鹼值，飲食對食道壁的損害程度同樣取決於酸鹼值。你的高中化學還沒忘光的話，應該記得酸性（或鹼性）是利用酸鹼值來衡量的，從酸性最高的 1，到鹼性最高的 14。酸鹼值低於 7 的物質屬於酸性，高於 7 屬於鹼性。人體會非常努力中和胃酸與膳食酸，把酸鹼值維持在 7.4。

　　研究顯示，酸鹼值低於 5 的食物和飲料會活化胃蛋白酶，低於 4 的尤為嚴重（低酸飲食法將提供以酸鹼值區分食物的清單，幫助你消除有害的胃蛋白酶活性）。

　　研究也發現，食道壁裡的胃蛋白酶與腫瘤活性上升有關聯，尤其是在食道和胃交界處的胃蛋白酶。

食道癌激增

我剛開始行醫的時候，食道癌最常見的原因是吸菸與喝酒。但到了 1990 年代中期左右，原因變成了因胃酸侵蝕而起的損傷。

常見的食道癌有兩種：鱗狀細胞癌（squamous cell carcinoma，簡稱 SCC）和腺癌（adenocarcinoma，簡稱 adenoCA）。這兩種癌症發現時往往已是晚期，因為初期並無明顯症狀。

不過，我們可以留意食道的癌前變化；低酸飲食法會告訴你該注意哪些變化。多數病患都是等到腫瘤造成吞嚥困難的時候，才發現自己生病了，但此時的腫瘤通常已屬晚期。遺憾的是，到了這個階段，平均 5 年的存活率只有百分之 10 到 15。

食道鱗狀細胞癌與食道腺癌大不相同。鱗狀細胞癌影響食道壁的「扁平」細胞，最有可能發生在食道的中段與上段。腺癌影響分泌黏液和酵素、保護食道壁的腺細胞。雖然腺癌最有可能發生在食道中段，但是過去 40 年來發生在尾段與食道胃接合部（也就是食道跟胃的交接處）的腺癌病例大幅增加。

最後這一點很重要，即是食道癌出現的方式與原因已逐漸改變，這也是一種大趨勢。1970 年以前，鱗狀細胞癌是最主要的食道癌，原因比較單純：95％的鱗狀細胞癌患者有吸菸的習慣，酗酒也是因素之一。

1970 年之後，腺癌病例開始往上攀升。從 1970 年中期到 1994 年，食道腺癌的發生率上升了 350％，1990 年起追過鱗狀細胞癌，占食道癌大宗。到了 2008 年，食道腺癌發生率成長了 650％，非常驚人，是美國與歐洲增加最快速的癌症。

　　一般認為，原因並不包括吸菸，因為吸菸與腺癌之間沒有強烈關聯（而且吸菸率已逐年下降），但是胃酸逆流、巴瑞特食道症和肥胖都是可能的因素。這驚人的變化是否跟飲食有關？

酸害急速增加的原因

　　當我們思考食道腺癌自 1970 年代開始激增，以及其他酸害（胃酸逆流、火燒喉逆流與巴瑞特食道症）大幅上升的情況時，我們必須檢視那段時間的環境或生活型態產生了何種變化，讓食道腺癌有機會凌駕鱗狀細胞癌。結果，答案原來就近在眼前。

　　1970 年代中期與 1980 年代早期的三大飲食趨勢，帶來一波前所未見的極度高酸、不健康的加工食品浪潮。加工食品不但含有過多脂肪、糖和熱量，也含有過多膳食酸。這三大趨勢造就了今日的西方飲食，而這些飲食上的改變出現不久，食道腺癌的發生率就開始攀升。接下來，讓我們進一步探討這三大趨勢。

酸化立法

　　1975 年，一項立意良善卻欠缺考慮的聯邦法律納入並詳述使用酸來保存食物和預防細菌感染。雖然人類用膳食酸保存食物的作法行之有年，例如用鹽或醋來醃漬生鮮食品，但是《美國法典》第 21 篇（*Title 21 of the United States Code*）讓酸入侵的食物跟飲料數量遠勝以往。[+]卻沒有人預見或徹底研究過，長此以往，酸的入侵將如何影響健康。

[+] 譯註：《美國法典》第 21 篇專門規範食品、藥品與化妝品。

　　依據第 21 篇的規定，酸鹼值在 4.6 以上的生鮮產品（你應該還記得這是可讓胃蛋白酶活化的酸度）被視為「低酸食品」，必須先以浸泡的方式把它變成「酸化」食品。這種為了保存而用來浸泡食物的物質，包括醋酸（醋）、檸檬酸、乳酸、蘋果酸、磷酸等，有時也會使用鹼水或石灰。酸化的目的是把市售食品的酸鹼值都穩定維持在 4.6，但如此處理過的食品酸鹼值經常在 4.2 以下。

　　如果沒有特殊情況，消費者基本上永遠不會知道自己吃下肚的食品經過酸化，譬如說，用香蕉做成的嬰兒食品。香蕉本身的酸鹼值約為 5.7，但做成罐頭差不多只有 4。在你看來，兩個數字或許差距不大。但是科學家和醫生都知道酸鹼值是一種對數尺度，兩個數字相差將近 2，代表酸性的差距高達**一百倍**。換言之，吃一罐香蕉嬰兒食品，等於吃進酸性是天然香蕉一百倍的東西。試想，嬰幼兒從小就吃這種東西，他們長大後味蕾還會不停地接觸到各式各樣的加工食品和飲料。由於第 21 篇的規定，只要我們購買商店貨架上的玻璃或金屬罐裝食品，從嬰兒期到成年期都一定會攝取到酸。接下來要談的三種食物趨勢，也讓我們與酸的接觸更加頻繁。

飲料冠軍寶座易主

　　食品酸化開始實施的同一年，汽水取代了咖啡，躍升為全美最受歡迎的飲料，為低酸守門人的未來蒙上陰影。你肯定聽過汽水對健康有害，而且不斷被告知元兇是汽水裡的糖。的確沒錯，糖不僅缺乏營養，也是導致肥胖流行的主因。但事實上，還有一個比較低調且不受矚目的罪魁禍首：酸。

　　汽水的酸鹼值約為 2.5，是飲食中酸性最強、腐蝕性最高的物質。汽水的酸性有多強？不論何種生物，只要泡在一杯汽水裡一整夜都無法活命。雖然你不會睡在汽水**裡面**，但是汽水會讓你徹夜難眠：美國亞利桑那大學醫學院的研究人員發現，無酒精碳酸飲料，往往是導致火燒心、導致睡眠中斷最常見的原因之一。

　　喝汽水帶來兩種酸害。第一，汽水的強酸會侵蝕食道壁，造成下食道括約肌的酸害，你應該記得下食道括約肌的重要任務是把胃酸封鎖在胃裡。第二，除了直接酸害，汽水的碳酸化效果也會增加汽水的侵蝕性，還會對胃增壓，破壞抗酸的保護機制。當胃部增壓，胃酸可能會逆流奔向下食道括約肌。由於下食道括約肌才剛被你喝下的酸性汽水破壞，於是逆流而上的胃酸就這樣長驅直入食道組織。從低酸守門人的觀點來說，汽水是頭號大敵。

　　汽水高居美國冠軍飲料多年來，食道腺癌的發生率也直線向上攀升。在汽水的全盛時期，人們豪飲汽水的程度多到以加侖計算，每人平均一年喝掉的汽水容量竟然高達 54 加侖（約合 204 公升），非常驚人。雖然水在 2008 年踢下汽水，成為飲料之王，但是每人每年的汽水平均消耗量仍高達 44 加侖（約合 166 公升）。事實上，一般人不用喝下這麼多汽水，就足以傷害下食道括約肌，可能罹患慢性胃食道逆流、巴瑞特食道症與導致食道癌的細胞功能異常。

糖也改朝換代

如果汽水在 1980 年以前就對健康有害，在那之後更是每下愈況。那一年的加工食品，包括汽水在內，使用的糖，從甜菜糖與蔗糖換成高果糖玉米糖漿。高果糖玉米糖漿有什麼問題？首先，它含有硫酸，是一種強酸物質。其次，用來製造高果糖玉米糖漿的化學物質，會產生「下食道括約肌鬆弛」的副作用。

高果糖玉米糖漿入侵 1980 年代。在玉米農業補助款的推波助瀾下，製造高果糖玉米糖漿的成本遠低於其他甜味劑，而且用途相當廣泛，可用於汽水、穀片、麵包、優格、果汁、餅乾、醃菜、沙拉醬、烤肉醬、番茄醬等。如此一來，你不是每一天都會吃到高果糖玉米糖漿和少許硫酸，而是每一頓正餐與點心都會吃到。

就算每天只接觸少量硫酸，長期下來也可能嚴重傷害聲帶，引發更嚴重的酸害問題。

即食食品大行其道

自微波爆米花問世後，1983 年是全年供應的第一年。微波爆米花的包裝袋塗了一層全氟辛酸（perfluorooctanoic acid，簡稱PFOA），爆米花本身也充滿多種取自丁烷等物質的危險添加劑。這種微波一下就能吃的零食，是食品邁入即食趨勢的縮影。

然而，即食帶來的便利是要付出代價的。為了豐富加工食品的味道以及加快烹調的速度，製造商開始挑戰化學極限。愈來愈多的加工食品使用添加劑與色素，目的是延長保存期限，並且（無論是否刻意）提高大量包裝食品的致癮性（addictive quality）。

微波爆米花、冷凍披薩、冷凍晚餐等食品大受歡迎，徹底改變了美國人的飲食習慣。美國人愈來愈少親手做菜，漸漸仰賴充滿人工成分的加工食品，有些成分已被發現與多種病症有關，例如注意力不足過動症（ADHD）、氣喘和頭痛。添加劑與防腐劑的使用從 1980 年代開始突飛猛進，美國農業部（FDA）的食品添加劑、合成香料與色素資料庫收錄了三千多個品項。

▌評估損害，探索改變的機會

上述三大趨勢出現以來已過數十載，人們的平均體重也隨之大幅攀升。這並不意外，因為加工食品不只讓我們接觸到更多酸、吃進了食品添加劑，肯定也讓我們攝取了過量的糖、飽和脂肪、反式脂肪與熱量，體重攀升是必然結果。體重增加導致代謝功能異常，這種代謝功能異常與高血壓、胰島素抗性和高膽固醇之間有關聯，會進一步引發心血管疾病與第二型糖尿病等慢性病。

下一章將討論膳食酸與上述病症之間的關係，以及擔任串聯角色的危險橋樑：慢性發炎。低酸飲食法的目的是減少膳食酸**以及發炎反應**。錯誤的飲食與發炎反應密切相關。即使你的酸害情況並不嚴重（如巴瑞特食道症之類的癌前病症），如果你像標準美國人一樣常吃加工食品，就非常可能引起身體不必要的發炎反應。低酸飲食法則可以幫助你減輕發炎。

請繼續往下看，你將會了解與發炎有關的必備知識，以及飲食在這個方程式中所扮演的角色：既是問題（膳食酸），也是解決之道（低酸、抗氧化食物）。

發炎

發炎、胃食道逆流、
體重增加之間的關係

　　來找我的病人都已出現胃食道逆流的典型症狀，有些甚至長達數年，有問題的部位大多是聲帶所在的喉頭、喉嚨與食道。他們描述的症狀包括久咳不癒、聲音沙啞、喉嚨有異物感或火燒心。當我問及整體健康狀況時，他們提出的病症包括疲勞、關節疼痛、高血壓等。表面上，這些病症似乎與胃食道逆流無關。因此當我告訴病人低酸飲食法除了治療直接酸害所致的傷害，也能幫助減緩其他症狀時，他們似乎都很驚訝。

　　事實也的確如此。我特別記得一個名叫琳恩的 52 歲病患，她的職業是社工。琳恩來找我是為了治療喉嚨的腫脹感，這問題已困擾她兩年之久。琳恩也有火燒心、腹脹和腸躁症。她最近剛確診罹患乳糜瀉（IBS），但是嚴格的無麩質飲食並未顯著改善症狀。最後，琳恩說最近長了乾癬，這是一種自體免疫疾病，皮膚會脫屑、不舒服，有時會出現紅斑、伴有疼痛感。

　　琳恩雖然改吃無麩質飲食，但消化問題並未改善，我懷疑原因出於她持續攝取含咖啡因的食品、巧克力、生洋蔥、大蒜、番茄、葡萄酒等。她的日常習慣，對舒緩火燒心並無幫助。譬如說，她也像一人當多人用的上班族一樣，每天都很晚才吃晚餐，大概是晚上 9 點，距離她上床睡覺只有兩個小時。不管飲食是否含有麩質，進食時間太接近睡眠時間，一定會導致食物與胃酸逆流到食道，因為胃部得花 3 到 4 小時才能清空食物。

琳恩有火燒喉與火燒心的症狀，所以我要她進行低酸飲食法，並換掉了幾種含麩質的食物。3 個月後，琳恩回來做追蹤檢查。一如預期，喉嚨的腫脹感消失了。她的體重減輕了 9 磅（約 4 公斤），腰圍少了半吋（約 1.3 公分），火燒心、腹脹和腸躁症也都減輕了。但是最顯著的改變出乎我的意料、與胃食道逆流的酸害並無關係，而是她的乾癬大獲改善。更令人驚訝的是，琳恩的姊姊也有乾癬（但是沒有火燒心），她跟著琳恩一起攝取低酸飲食後，乾癬症狀也減緩許多！

我當然會自問，為什麼以治療「胃食道逆流酸害」為目標的飲食法，也能改善像乾癬這樣的自體免疫疾病。這導向一個更大的問題：酸害與身體各部位的功能異常之間，究竟有何關聯？身體的生理機制精密而複雜。膳食酸不但直接影響它流經的器官與系統，也會引發一向在體內多方發展的功能失調。關鍵就在於找出功能失調發生的原因跟方式。

人類體內大部分的功能失調都源自發炎。若想了解膳食酸如何導致與加劇發炎，就必須先了解幾個身體運作的基本原理。雖然本書不是生物學或有機化學的入門書，但還是請各位耐心將接下來幾頁看完，你會更加了解自己身上的某些病痛與膳食酸害之間的關聯。更重要的是，你將會更清楚低酸飲食法背後的基本概念，得知低酸飲食法為什麼有助於管理和預防健康、醫療挑戰，適用範圍不僅僅是火燒喉、火燒心等**胃食道逆流疾病**而已。

▍認識發炎

發炎是身體對生理壓力、中毒或創傷產生的一種複雜反應。各位可以把發炎當成一種刺激狀態，程度從輕微到極度嚴重，有些發炎身體毫無感覺，有些卻會讓你痛到發出哀號。

上個世紀，發炎成為醫學界和科學界的聖杯，因為每一個生理系統都可能受其影響，而且發炎據信是多種症狀與疾病的起源。如果把發炎轉化成疾病的是一個密碼，那麼解開這個密碼肯定會顛覆疾病的預防和治療。目前我們只能確定一件事：發炎是幾種自體免疫、代謝與慢性疾病的前兆。膳食酸害似乎凸顯出它們之間的關聯性。

在進一步討論之前，我們必須區別兩種發炎，一種是**急性發炎**（acute inflammation），可能對健康有益；另一種是**慢性發炎**（chronic inflammation），對健康無益。舉例來說，腳踝扭傷紅腫，讓你至少好幾天動彈不得，屬於急性發炎。紅腫是發炎反應啟動的跡象：白血球跟荷爾蒙被送到受傷的區域，清除感染或受傷的組織，展開療癒的過程。在這種情況下，發炎是警告你身體某處遭受創傷，可謂是一種療癒機制。待療癒完成之後，紅腫就會消退，腳踝恢復正常。

慢性發炎屬於暗藏危機的情況，和急性發炎不一樣，既非短期，也沒有明顯的感覺。這種發炎反應通常發生在輕度、持續地接觸毒素，例如殺蟲劑、膳食酸和香菸，抑或是無法判定的感染。由於身體持續察覺到威脅的存在，因此慢性發炎可能會很嚴重，而且會愈來愈嚴重。

在這樣的情況下，原本移除受傷組織後就會離場的白血球反而繼續留下來閒晃。白血球會像機器人一樣，努力清除受傷的組織，結果卻一併清掉了周遭的健康組織。這是極具破壞力的過程。遺憾的是，當發炎現身的時候（假設它真能現身的話），破壞早已進行得如火如荼。

更可怕的是，你永遠不知道慢性發炎會攻擊哪裡。它可能會破壞大腦的神經細胞（阿茲海默症），指揮囤積的膽固醇進入冠狀動脈（心臟病發作），導致胰島素抗性（第二型糖尿病），或是害你因為聲帶遭受酸害而咳嗽（火燒喉）。

問題在於，何者點燃了慢性發炎這把永恆之火？一切的源頭指向了自由基（free radical）。

▎自由基的產生：身體的壞細胞

當身體接觸到空氣污染、紫外線，或是膳食酸、香菸這類的毒物時，最重要的反應發生在細胞上。這種接觸造成的創傷，可能會使分子失去一顆電子，產生一種高活性且不穩定的副產品，也就是自由基。渴望穩定的自由基會立刻找尋替代電子，所以一碰到游離分子就會設法與之結合。在許多情況下，自由基率先碰到的游離分子都是氧基分子，結合之後，產生改變與氧化的分子便無法繼續發揮原本的功能。

有愈來愈多證據顯示，自由基與身體各處的細胞損傷都有關聯（自由基也是一種老化因子），無論任何組織，一旦成為自由基的目標後，就會遭到破壞。自由基會切斷 DNA，製造出可能讓正常細胞變成惡性細胞的基因突變。同時，研究也發現，自由基在常見疾病的發展上扮演重要的角色，舉凡心血管疾病、神經退化性疾病、代謝症候群、癌症等，都與自由基有關。

以下快速介紹自由基的運作方式。

✚ 氧化作用

氧是宇宙裡數量最多的元素之一，也是需氧物種賴以生存的元素。所以，你或許會懷疑，形成自由基的氧化作用為什麼是壞事。有個方法可以快速幫你理解原因：請想像蔬果接觸空氣之後的褐變化學反應（browning）。完整的蘋果不放冰箱，可以保存 2 到 4 週才會變壞。一旦切開蘋果，被刀子破壞的細胞就會尋找游離的氧分子結合，啟動褐變或衰敗。同樣的，當膳食酸、香菸、污染與病原體等壓力源破壞人體細胞時，受傷的細胞會變得具有活性而容易產生氧化作用。被氧化的細胞以自己的方式「褐變」，失去強度、品質與功能，結果加速或加劇了組織的惡化。

雖然我們無法完全控制氧化，但是我們可以食用富含植化素（phytochemical）的蔬果來幫助身體對抗氧化，植化素是天然的抗氧化劑（antioxidant）。另外營養補充品，如維生素 A、C、E 與礦物質銅、鋅、硒都可抗氧化，只是效果不如長期攝取健康的飲食。

━━◆━━

活性含氧物與氧化壓力

被自由基改變的分子稱為活性含氧物（reactive oxygen species，簡稱 ROS）。活性含氧物會主動把氧送給其他物質、促進氧化，也就是「褐變」或老化。身體裡的細胞老化會被**抗氧化劑**抵消，抗氧化劑是身體自行製造的酶，也可經由食物與營養補充劑攝取。氧化劑與抗氧化劑的平衡，對健康至關重要，如果這座天平倒向自由基的那一端，就會產生問題。

在這樣的環境裡，當壞人（活性含氧物）的數量超過好人（抗氧化劑），呈現的是**氧化壓力**的狀態（oxidative stress）。隨著氧化壓力而來的是危險的失衡，可能會對單一器官與生物程序（biological process，如呼吸作用）造成負面影響。

←—— ✚ 抗氧化劑小常識 ——→

抗氧化劑有兩種：酵素性（enzymatic，身體本來就有）與非酵素性（nonenzymatic，透過營養補充劑與食物攝取）。常見的非酵素性補充劑包括維生素 A、C、E，β 胡蘿蔔素，還有礦物質鋅、銅、硒等。

- 維生素 C 與降低心血管疾病和膽固醇有關，會干擾低密度脂蛋白（LDL）的氧化作用。LDL 攜帶膽固醇在血液中流動，又名「壞膽固醇」，因為 LDL 升高會導致粥樣硬化斑塊在動脈堆積，引起中風與心臟病發作。
- 維生素 E 也被發現有助於增加 LDL 的氧化抗性。

- 多數水果、蔬菜、乾豆、茶和穀物之中都含有類黃酮
  （flavonoid）。研究發現，類黃酮在促進神經元活動與糖尿
  病的治療中，擔任保護的作用。

　　研究顯示，相較於偶爾吃點維生素與補充劑來攝取抗氧化
劑，長期從飲食中攝取抗氧化劑更能全面降低氧化 DNA 損傷
的影響，減少發炎的機會，身體也比較不容易出現病毒感染、
過敏和癌症。正因如此，我建議不用營養補充品，而是透過飲
食來治療酸害和減少全身性的發炎。

免疫系統反應

　　因為氧化壓力發生在分子上，所以我們察覺不到體內有了麻
煩。但是免疫系統察覺得到，因而啟動發炎反應來對抗持續的輕
度氧化壓力。

　　在理想的情況下，白血球大軍受到召喚去處理問題，完成任
務後就會撤退。但是面對氧化壓力，被自由基改變的細胞可能會
發出假警報，把免疫細胞召喚到安然無事的地方。在這樣的情況
下，白血球戰士雖然沒有問題可以解決，卻依然會導致組織發
炎。更糟的是，白血球在對抗不存在的敵人時會製造出新的問
題。這就是自體免疫疾病的起因。

　　免疫系統本身無法對破壞免疫。免疫系統也會成為壞細胞製
造自由基的目標，在免疫系統投入抗戰時，製造出更多自由基。
因為具備這種設定與重新設定的能力，自由基、發炎與免疫系統

功能異常，可能會形成一個危險聯盟。

從發炎到惡性腫瘤

當氧化壓力不再是輕度的時候，情況可能會惡化，最嚴重的情況是持續的細胞損傷催生出癌症分子。已有明確的證據顯示自由基與癌症的各個階段都有關聯，從起始期（initiation）、促進期（promotion）到漸進期（progression）。自由基可能使關鍵基因發生突變（起始期），刺激細胞分裂（促進期），並且在癌變（漸進期）的後期累積更多 DNA 損傷，把良性細胞轉變成惡性。氧化壓力影響深遠，醫療界幾乎無人懷疑氧化壓力是癌症生成的基礎。

膳食酸與全身性發炎有何關聯

討論至此，你可能很好奇膳食酸與發炎，以及發炎帶來的結果之間有什麼關係。有趣的是，胃酸逆流剛好適合用來說明膳食酸、氧化壓力與發炎的交互作用，因為這種交互作用有急性、慢性之分。

讓我們來看看膳食酸與**急性發炎**的關聯：經常攝取高果糖玉米糖漿、含糖碳酸飲料、充滿防腐劑的罐裝加工食品的人，無異於把病原體吃進體內；這些病原體會製造自由基，最後形成氧化壓力。這樣的傷害可能會造成聲帶發炎。常喝酸性飲料會使聲帶腫脹，這種急性發炎導致聲音沙啞。如果加上吸菸，急性發炎的情況就會更糟。

火燒心也是消化道急性發炎的症狀之一。胸口的灼熱感是胃酸傷害食道的發炎反應。早上喝了咖啡之後，咖啡逆流進入食道可能會引發灼熱感。晚上如果太晚吃晚餐，入睡時食物可能會隨著胃液逆流進入食道。

還有一種胃酸引起的急性發炎發生在呼吸道，逆流的胃酸溢入肺部組織，導致吸入（aspiration）。我將在第 4 章詳細討論吸入，光聽其症狀就知道有多不舒服：呼吸困難的窒息感。

胃酸逆流導致的**慢性發炎**有一個明顯徵兆，那就是膳食酸分子出現在不應該出現的器官裡，例如肺。酸怎麼會從消化系統的食道，跑進呼吸系統的肺？在胃裡被活化的胃蛋白酶流入食道之後開始漫遊。漫遊的胃蛋白酶可能停駐在任何地方，包括肺部，進而導致肺部發炎，以及氣喘、支氣管炎等病症。

身為低酸守門人，你必須知道胃蛋白酶傷害的不只是食道。它也可能進入其他組織，造成胃酸引起的發炎。身體持續接觸大量膳食酸一定會活化胃蛋白酶，造成全身性發炎的症狀。如果你剛好有其他健康問題，胃酸逆流也會使這些問題更加棘手。

▌ 胃食道逆流、肥胖、代謝功能失調，三病齊發

《美國法典》第 21 篇有一個長期的副作用，1970 年代的立法者絕對預想不到，那就是攝取經過酸化和化學調整的加工食品會導致代謝功能失調。美國（以及全球）目前面臨的健康危機之中，有一些正是來自肥胖、胃食道逆流和代謝症候群的加乘效果，以及伴隨這三種疾病而來的病症，例如第二型糖尿病與心血管疾病。這三種疾病彼此相輔相成，而且具有兩個共通點：膳食酸和發炎。

以肥胖為例，在醫學上，肥胖的特徵是體重上升導致脂肪過度累積，身體質量指數（BMI）超過 30。[+]肥胖一旦形成，也會變成一種具毀滅性的催化劑，引發其他功能異常。

就算你不是醫療專業人員，也知道肥胖的人變多了，當然統計數據也提供了證據。營養科學計畫（Nutrition Science Initiative）是一個非營利組織，致力於研究肥胖與第二型糖尿病；營養科學計畫指出，美國人的肥胖比例從 1970 到 2011 年之間成長高達百分之兩百。這段時期剛好是《美國法典》第 21 篇通過之後，美國營養觀念轉變的過渡期。

體重過重（如果還不到肥胖的程度）有一項危險特徵是腹部累積脂肪（即內臟脂肪）。腹部肥胖的定義是腰圍超過 34 吋（約 86 公分），現在我們知道造成腹部肥胖的內臟脂肪細胞，有荷爾蒙失調與代謝功能失調的情況。

內臟脂肪細胞可能會製造自由基，這些自由基會偷偷分泌有瑕疵的蛋白質（荷爾蒙），命令你的身體儲存脂肪，而不是把脂肪轉換成熱量。雪上加霜的是，這種蛋白質還會在你明明吃得很飽的時候，傳送訊息告訴大腦你還沒吃飽，形成一種惡性循環：內臟脂肪愈多，愈容易覺得餓，因為荷爾蒙傳送錯誤訊息給大腦。吃得愈多，攝取的食物愈多；攝取的食物愈多，儲存的脂肪也愈多。儲存的脂肪愈多，就會愈來愈胖，尤以腹部為最。

[+] 每年做健康檢查時，可以了解一下自己的 BMI。若是你不想等那麼久，也可利用這個網站計算 BMI：http://health99.hpa.gov.tw/OnlinkHealth/Onlink_BMI.aspx

▌肥胖者為罹患胃食道逆流與食道癌的高危險群

身為低酸守門人，你必須注意體重是否增加，尤其是腹部，因為這與胃食道逆流息息相關。《新英格蘭醫學期刊》（*New England Journal of Medicine*）的一項研究顯示，罹患胃食道逆流的風險與 BMI 成正比。跟 BMI 正常的人比起來，BMI 超重的人罹患胃食道逆流的機率高出快兩倍。肥胖的人（BMI 高於 30）罹患胃食道逆流的機率幾乎高出三倍之多。

跟肥胖一樣，胃食道逆流已漸漸成為流行病。研究顯示西方國家將近 20％的成年人有胃食道逆流的症狀。此外也有跡象顯示，除非改變現況，否則病例將只增不減。2007 年的一項綜合分析檢視了過去 20 年發表過的報告，發現胃食道逆流的盛行率在全球以每年 4％的速度成長；至於在北美，從 1992 到 2005 年之間，胃食道逆流的盛行率每年成長 54％。這意味著平均而言，25 年以來，美國人胃食道逆流的成長率居全球之冠，病例也最多。此外，別忘了同一時期的肥胖比例同樣突飛猛進。

這些數據並不令我意外，因為我們太常吃高酸、高脂、高熱量的速食與加工食品。但是這還無法解釋為什麼肥胖會讓人容易胃食道逆流（或是反過來）？

最簡單的答案是腹部脂肪的累積，尤其是在下食道括約肌正下方的腹部區域，會妨礙括約肌發揮功能：把胃酸留在胃裡，遠離食道。試想有一顆氣球裝滿了水，如果你在它的開口周圍施壓的話，氣球內的水就會往上擠出一些。胃跟食道的交接處也是一樣。如果有脂肪累積在下食道括約肌底下，胃的內容物就會從胃逆流進入食道，導致胃食道逆流。如果運動量不足，例如吃完飯立刻躺下，重力會使胃食道逆流的作用更加明顯。

我們知道胃食道逆流對食道造成的反覆酸害，可能會引發一種癌前病症，即巴瑞特食道症。美國胃腸科醫學會（American College of Gastroenterology）已證實，胃食道逆流是巴瑞特食道症的風險因子。肥胖的人，尤其是病態的肥胖（BMI 高於 35），罹患胃食道逆流，以及食道癌前病症和食道癌的風險更高。美國德州貝勒醫學院（Baylor College of Medicine）的一項研究證實，肥胖會使罹患食道腺癌的機率增加兩倍以上。

肥胖、胃食道逆流與食道癌的發生率都在上升，找出病因與療法已成為公共衛生的一大重點。目前我們已經知道發炎是它們之間的共通點。

▌ 當務之急——找出對抗全身性發炎的飲食法

截至目前，氧化壓力、發炎以及自體免疫功能異常、代謝功能失調、肥胖、胃食道逆流與癌症等疾病之間的關係尚未解開。我們沒有靈丹妙藥，但是我們知道如何透過預防減少接觸氧化壓力的機會，進而降低慢性發炎與伴隨而來的併發症。我們已經知道，發炎造成的部分問題，**可以透過食物治療**。

低酸飲食法具有天然的抗炎效果，有立即效果，也有長期效果。短期而言，排除膳食酸（部分天然食品與所有的加工食品）有助於減輕並治療胃蛋白酶引起的發炎，這種發炎可能會傷害喉頭、喉嚨與食道的組織，導致疼痛。長期而言，富含抗氧化劑的低酸飲食可以對抗身體裡致病的自由基，降低罹患慢性發炎與慢性疾病的風險。再者，低酸飲食法富含纖維，提供飽足感，可幫助你減掉多餘的體重，預防肥胖。

減輕身體發炎反應，永遠不嫌晚。沒有親身體驗過我的 4 週飲食計畫，你永遠不會知道到底有多好。就像我在本章一開頭介紹過的病人琳恩，她也是實踐低酸飲食法之後才知道可以減緩乾癬症狀，低酸飲食法或許也能改善發炎導致的各種病痛。在琳恩和她姊姊身上，獲得改善的問題是乾癬。在你身上，改善的或許是其他問題，例如類風濕性關節炎或克隆氏症（Crohn's disease，自體免疫疾病）、體重增加（代謝作用失調）或高血壓（心血管疾病）。

對抗發炎，永遠是正確的一步。透過飲食與調整生活習慣來對抗發炎，會帶給你超乎預期的好處。再次重申，我相信飲食是最直接、最可靠的酸害預防與治療方法。不過，程度嚴重的酸害必須接受醫療評估與治療，唯有正確的評估與治療才能發揮效果。下一章將介紹胃食道逆流的診斷與醫療處置，以及醫學界（和病患）在治療酸害疾病時所面臨的挑戰。

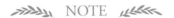

NOTE

治療
從症狀到就醫，
你該知道的事

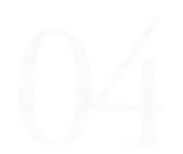

　　如果你的胃食道逆流症狀已持續一段時間，應該很熟悉伴隨這種症狀而來的沮喪情緒。除了身體不舒服，還有那種可能永遠無法擺脫不適症狀的無力感。最糟糕的是，就算你已看過幾個不同的醫生，無力感依然存在。遺憾的是，我每天都會碰到這樣的病人。

　　目前在辨識與治療酸害的諸多表現時，仍存在著許多基本的挑戰。先前提過，最主要的問題在於人們對於「哪些症狀可能源自酸害」的了解不夠。很多時候，醫生會誤判長期咳嗽（持續超過 8 週）這個警示症狀（red-flag symptom），或是因為病人沒有火燒心而忽視其他與喉嚨有關的酸害徵兆。但是現在大家應該都很清楚，發生在胃腸之外的症狀，也可能是嚴重的胃酸逆流所致。

　　由於這種疾病本質上複雜難明，漏診和誤診發生的頻率之高，令人憂心。也因此經常出現沒有對症下藥，或是病人不遵守醫囑的情況，因為病人不明白這些症狀的嚴重性，也不懂放任不管有多危險。（各位讀者，看到這裡代表你們已超越了上述病人和大部分來找我看診的人，因為你們現在一定知道酸害足以致癌。）

如果你正在尋求醫療評估與治療，以下資訊應可幫助你避免重蹈前人覆轍，還能更加了解酸害的症狀。你會知道何時該去看醫生，以及你在診斷過程中將面臨哪些選擇。

首先，我們來看一下許多病患在試圖解決非典型逆流症狀時，最常選擇哪些冤枉路。如果你也有類似經驗，別擔心，現在你已踏上了改善之路。

一點也不好玩的「火燒喉逆流旋轉木馬」

病患與主治醫師都容易疏忽一件事，那就是胃酸會導致火燒喉。大多時候，上呼吸消化道（肺部、喉嚨與頭部）的症狀都很可能讓一個胃酸逆流的人坐上了火燒喉逆流的旋轉木馬，陷入萬劫不復的迴圈。過程通常如下：

1. 病患認為咳嗽、聲音沙啞、頻頻乾咳、偶爾呼吸急促的原因是氣喘、過敏、感冒或支氣管感染，所以掛了家醫科。記住，黏液或鼻涕都可能是體內有東西往上跑的症狀。
2. 家醫科醫師可能不會發現看似發生在肺部的症狀其實跟胃有關，於是把病患轉診至錯誤的科別。
3. 專科醫師常把焦點放在自己的專業領域上。例如，肺臟專家沒有發現病人的胸腔上部或喉嚨有問題，可能會誤判病人很健康。但是於此同時，酸害只會愈來愈嚴重。

　　如果你自己曾坐上這座旋轉木馬（或認識這樣的人），想必很清楚過程中有多麼勞民傷財，沒完沒了。而且可能會漸漸消磨掉你對醫生的信心。但是跟延遲治療的風險比起來，這些麻煩微不足道，最令人憂心的是巴瑞特食道症這種癌前病症沒有受到控制。研究顯示，火燒喉症狀持續 10 年以上、幾乎或完全沒有胃食道逆流症狀的人，罹患巴瑞特食道症與食道腺癌的機率比較高。另外還有兩種高危險群，一種是輕微胃食道逆流症狀 10 年以上卻從未接受治療的人；另一種是輕微胃食道逆流症狀 10 年以上，接受氫離子幫浦阻斷劑治療的人（服用一種減少胃酸分泌的藥物）。有這三種症狀的病患：(1)非典型症狀，(2)未治療的輕微胃食道逆流症狀，(3)已接受治療的輕微胃食道逆流症狀，不論是單一症狀或三者皆有，都可能已經遭受足以導致食道癌的嚴重酸害。

　　如果要我從本書選出一個訊息，對世人大聲疾呼，我會說：想要追上全球蔓延速度最快的癌症，就必須知道火燒喉症狀跟酸害密切相關，不只是醫生，病人也要知道。酸害在喉嚨與上呼吸消化道有多種呈現方式，接下來就讓我們一一檢視。

▋ 火燒喉逆流症狀（與成因）的完整清單

　　你或許曾聽過火燒喉逆流的別稱「沉默逆流」（silent reflux），這便是貼錯標籤的最佳例證。火燒喉逆流有許多發出聲音的症狀，尤以咳嗽、頻頻乾咳和清喉嚨最為常見。不過「沉默」也暗示著難以察覺，以一個與癌症有關的病症來說，這相當危險。

　　火燒喉逆流的臨床名稱是咽喉逆流（laryngopharyngeal reflux，LPR），因為主要症狀是胃部的酸液逆流到喉頭與咽頭交接的地方。喉頭（larynx，又稱 voice box）是聲帶的所在地，具有舉足輕重的呼吸功能；一方面能讓空氣通過，一方面能防止食物、飲料進入維繫生命的氣道。咽頭俗稱喉嚨，包括三個部位：上咽或鼻咽連通鼻腔，中咽或口咽連接嘴巴，下咽或咽喉連接喉頭與食道。咽喉逆流發生於下咽，但由於這三個部位非常接近（見下圖），所以酸液可以輕易進入嘴巴、鼻竇、中耳與肺部（經由氣管），加劇氣喘與復發性肺癌等病症。

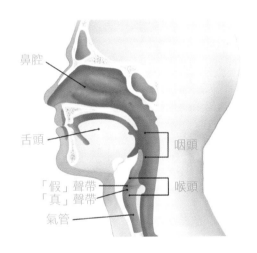

當下食道與上食道括約肌都太過脆弱、無法阻擋胃酸進入食道與更上面的地方時，就會出現火燒喉逆流症狀。喉嚨對酸極度敏感。酸只要碰到喉嚨一次，就可能改變脆弱的喉嚨組織。聲帶是敏感的薄膜，聲帶震動使我們得以說話、唱歌，有必要時聲帶會閉合以保護肺部。接觸到酸的聲帶會逐漸變厚，腫得像熱狗一樣。這樣的腫脹與刺激可能會導致咳嗽和聲音沙啞，也會在喉嚨裡製造其他問題，例如黏液增加之後造成的異物感、吞嚥困難以及經常清喉嚨。以下列出火燒喉逆流的各種症狀：

火燒喉逆流症狀

- 聲音沙啞
- 經常清喉嚨
- 嘴裡有酸味：胃酸往上逆流而導致口中有酸味
- 臆球症（Globus sensation）：喉嚨有腫塊或是有東西卡住的感覺
- 吞嚥困難
- 久咳不癒
- 吸入：食物、口水等物質進入肺部
- 夜裡因喉嚨有灼熱感而醒來
- 夜裡因窒息感而醒來
- 喉嚨黏液過多

如果上述症狀持續超過兩週，請立刻就醫。唯一的例外是久咳不癒。關於這種令人沮喪的症狀，詳參本章〈不可等閒視之的久咳不癒〉。

切記，食道酸害的症狀不是只有火燒心與胃酸逆流。就算沒有出現食道酸害的症狀，也不代表喉嚨不舒服跟酸無關。很可能是因為食道早已反覆與酸接觸而麻木無感，導致你對體內這種不間斷的傷害一無所知。因此，請把喉嚨長期不適視為真正的警訊，你的食道可能已經嚴重受損。

　　如果是大量胃酸逆流，酸害可能已侵入氣管，更糟的是侵入了你的肺臟。聲帶的保護反射作用被大量酸液擊垮，侵入的物質可能溢入肺部，造成窒息感。除了空氣之外，任何物質進入肺臟都稱為**吸入**。酸與肺的接觸，大多發生在入睡後的半夜（因為仰臥時胃酸更容易逆流）。若你睡著時，曾因突如其來的窒息恐慌驚醒並且大口吸氣，代表你有過吸入的經驗。我的病人將這種夜間窒息事件取名為「跳起來」（jump-ups），因為一旦發生，他們會從床上跳起來極力恢復呼吸。

✚ 醫生眼中的酸害

　　體外組織受傷時，一眼就能看見：傷口會破皮、發紅、流血，甚至腫起來，過一陣子還會化膿或青瘀。你知道傷害發生了，因為眼見為憑，而且「看得見」的證據促使人著手處理。體內組織受傷的時候，治療行動往往較不積極，或多或少受到「眼不見為淨」這句諺語的影響。

　　病人得知自己的喉嚨腫起來時，常會問「正常」的喉嚨組織看起來是什麼樣子。我會用類似下頁的照片或圖片說明差異，圖像是一種強大的工具，可以刺激病人展開並堅持低酸飲食法。你應該看得出正常喉嚨與酸害喉嚨的差別。

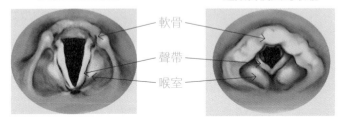

健康正常的喉嚨 　　　　　 遭酸害侵蝕的喉嚨

軟骨

聲帶

喉室

正常喉嚨一眼就能看見長度完整的左右聲帶，在喉頭前端形成一個 V。聲帶是薄薄的白色結構，就像小提琴或班卓琴（banjo）的琴弦，兩端各有一條黑線。黑線是真聲帶與外層的假聲帶之間的空隙，叫做喉室。

遭酸害侵蝕的喉嚨只看得見真聲帶的前半部。後半部「躲」在腫脹的軟骨後面。真聲帶本身也腫得像條香腸或熱狗。真假聲帶之間的空隙消失了，因為聲帶嚴重發炎，整個結構腫脹變形。酸害組織腫得很厲害，懸在氣管或氣道上方，把氣道縮小了將近一半，可能會影響進食、喝水與呼吸。

◆—➤

✚ 一次駭人的胃食道逆流親身經驗 ➤

1996 年秋季，有天晚上在睡夢中，我突然覺得有人在掐我脖子而驚醒。當時簡直無法呼吸。我愈努力想吸氣，吸入的空氣就愈少，因而陷入恐慌。當時我三十幾歲，正打算結婚，也希望將來能生幾個孩子。在我上氣不接下氣時，心中湧現恐懼。難道我會這樣死去嗎？未婚妻在我身旁睡得香甜，結果我半夜突然斷氣……這到底怎麼回事？

　　我知道在腦部缺氧昏倒之前，我只有短短幾分鐘的時間。我必須採取行動。我出於直覺閉緊雙唇，開始慢慢地用鼻子吸氣，穩定地深呼吸，讓身體獲得它渴望的氧。所幸，用鼻子穩定吸氣，減緩了喉嚨的抽搐，窒息感也隨之消失。

　　但是，我到底怎麼了？當時我是紐約哥倫比亞長老會醫療中心（Columbia Presbyterian Medical Center）的頭頸外科部主任。我是耳鼻喉科醫師兼外科醫師，專研吞嚥困難，也做頭頸癌症的切除手術。身為診斷與治療喉嚨及呼吸問題的專家，我怎麼會在毫無預警的情況下，在自己的床上差點窒息而死？

　　我很快就發現窒息感背後的驚人原因。這是一種胃酸逆流疾病，它幾乎不會出現傳統症狀，例如火燒心或反胃。**胃酸逆流怎麼可能沒有火燒心的症狀？**就連我自己的醫生也無法接受這個可能性：「一定是別的問題。你從沒發生過火燒心呀！」

　　遺憾的是，他錯了。幸好我的情況在確診時尚可逆轉。這個駭人的經驗為我開啟了一扇門，我在紐約自家診所的病患身上，看見過去可能會被忽略而幾乎無法察覺的胃食道逆流症狀。

　　在那之後，我已經診斷和治療過數千名胃食道逆流患者。他們跟我一樣沒有火燒心或反胃症狀。這次親身經驗促使我踏上了鑽研胃食道逆流之路。起初我會用藥物來治療症狀。這些年來，我不停試誤後，遠離了可能會引發症狀的食物與生活型態（例如太晚進食）。不過我是一直到初次發病的幾年之後，才開始用飲食做為控制胃食道逆流的基礎。

如果酸液持續溢入肺部一段時間，可能會導致呼吸困難，也會使氣喘、肺癌和其他肺部疾病更加複雜。若胃蛋白酶分子也進入呼吸系統，問題將更為嚴重。「漫遊」的胃蛋白酶可能會停駐在支氣管組織裡加深酸害，使肺部成為容易慢性發炎的環境。火燒喉逆流有一個常見症狀經常被誤認為跟肺有關，那就是久咳不癒。久咳不癒的原因可能是上呼吸道感染，或是慢性氣道發炎，又稱支氣管炎；也有可能是喉嚨長期與酸接觸。危險的是，包括許多醫生在內的大多數人，都不知道久咳不癒與胃食道逆流之間的關聯。接下來，比爾的故事將告訴我們，了解箇中關係可以救你一命。

不可等閒視之的久咳不癒

62 歲的比爾是廣告公司主管，從來不曾吸菸。年屆五旬之後，他非常注重健康。每 5 年固定做一次結腸鏡檢查，每年都會請家庭醫師做一次健檢。他有久咳不癒的毛病，時間長達 10 年。他做過兩次胸腔 X 光檢查，結果都是陰性。他試過吃藥，包括抗組織胺、去鼻塞劑跟咳嗽藥，但是全都沒效。最近他去做 5 年一次的結腸鏡檢查時，護士問他咳嗽了多久。比爾答道：「10 年了。」護士建議他請胃腸科醫師幫他安排上消化道內視鏡檢查（upper endoscopy）。比爾早就想找出咳嗽的原因，所以接受了護士的建議。

一週後，兩項檢查的結果都出來了：結腸鏡檢查沒有發現任何異常，但是上消化道內視鏡發現了食道癌併淋巴結轉移。

身為醫生，我看了比爾的食道癌診斷後，發現系統裡的漏洞。胃腸科醫師沒有問過他的喉嚨症狀,家庭醫師也未曾探究他的久咳不癒。(當然,病患不會想到可以跟胃腸科醫師討論咳嗽問題。)此外,胸腔 X 光檢查無異常,可能會讓久咳不癒看似無害,變成只是跟環境有關的小毛病。雖然服用止咳藥、喉糖、咳嗽糖漿來止咳很方便,但是持續 8 週以上的咳嗽就值得注意。

每年有將近十分之一的美國人因為咳嗽就醫。這意味著有許多人為了治療惱人的頻頻乾咳,尋求醫療協助。但統計數字沒有告訴我們,有多少人看完一次(或多次)醫生之後就不再咳嗽。我有無數病患曾為了治療咳嗽,病急亂投醫。他們找過許多專科醫生,接受過無數檢查,例如過敏和氣喘,甚至做了胸腔 X 光。但是久咳不癒並未消失。

通常當病人走進我的診間,我問他們有沒有做過胃酸逆流的檢查時,他們都會感到懷疑:「為什麼要檢查?我又沒有火燒心症狀。」(他們跟你不一樣,他們沒看過這本書,不知道沒有火燒心並不等於沒有酸害。)久咳不癒的病患接受檢查後,經常發現聲帶與(或)喉頭腫脹,喉嚨組織也會比較厚。這些都是「被酸過」的明顯證據。

在我發現居然有這麼多病患為久咳不癒所苦之後,設計了一份亞維醫師的久咳不癒演算表(Dr. Aviv's Chronic Cough Algorithm)。這張診斷流程圖的目的是為了幫助患者早一點找出真正的問題,解除痛苦。

　　以下是久咳不癒演算表的完整內容，在此透露關鍵的第一步，吸菸的人請立刻戒菸。無論你吸的是香菸、雪茄或大麻，都必須完全停止，電子香菸也一樣。把菸草的致癌物吸進肺裡並不健康，就算只是一種「社交」習慣也一樣。大麻菸毫無益處可言，我將在第 6 章詳細說明。

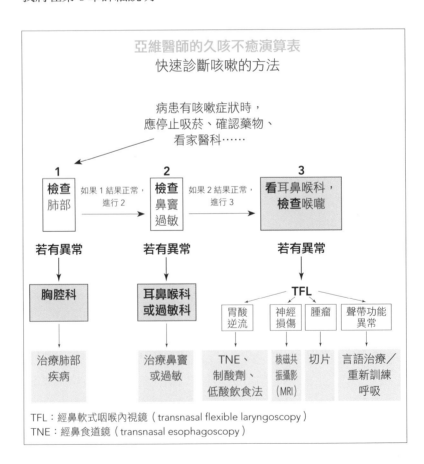

亞維醫師的久咳不癒演算表
快速診斷咳嗽的方法

病患有咳嗽症狀時，
應停止吸菸、確認藥物、
看家醫科……

| **1** 檢查肺部 | 如果1結果正常，進行2 | **2** 檢查鼻竇過敏 | 如果2結果正常，進行3 | **3** 看耳鼻喉科，檢查喉嚨 |

若有異常　　　　　　　若有異常　　　　　　　若有異常

胸腔科　　　　　　　耳鼻喉科或過敏科　　　　　　TFL

| 胃酸逆流 | 神經損傷 | 腫瘤 | 聲帶功能異常 |

治療肺部疾病　　　治療鼻竇或過敏　　　TNE、制酸劑、低酸飲食法　　核磁共振攝影(MRI)　　切片　　言語治療／重新訓練呼吸

TFL：經鼻軟式咽喉內視鏡（transnasal flexible laryngoscopy）
TNE：經鼻食道鏡（transnasal esophagoscopy）

▌從症狀到診斷：檢查火燒喉逆流

你持續出現喉嚨症狀時，耳鼻喉科醫師會想進一步檢查你的喉嚨。我說的不是「把舌頭伸出來」那種檢查，雖然這樣能看見喉嚨上方區域是否發炎。

更詳細的喉嚨檢查需要麻醉，因為任何儀器進入喉嚨都會引發強烈的嘔吐反射（gag reflex）。不過有一種檢查叫「經鼻軟式咽喉內視鏡」（TFL），這是現在用來檢查喉頭與周邊區域的首選方式。經鼻檢查的優點是透過鼻子把儀器送入喉部，可避免引發嘔吐反射，方便觀察喉部底下的組織與結構。雖然把「儀器」伸進鼻子裡，聽起來很不舒服，但這種管子跟一條煮熟的義大利麵條差不多細，而且既軟又可彎曲。

這種容易操作的細管末端有一個迷你鏡頭，連接到像電視的顯示器上，所以醫生可以即時看見喉嚨內部的情況。通常一定會檢查聲帶有沒有紅腫，導致聲音沙啞或喉嚨痛；有無鼻涕倒流或累積黏液的情形，導致咳嗽或異物感。我認為這種檢查最大的效用在於病患可以全程參與。因為不需要麻醉（只要在鼻子裡噴一些麻藥），病患在整個過程都能保持清醒，直接看見酸性飲食對自己身體造成何種後果。

我至今已為數千人做過經鼻軟式咽喉內視鏡檢查。透過這種檢查，我可以對求醫求到灰心的病患說明惱人的不適症狀究竟從何而來：不只由下往上，由上往下的問題也很值得關注。也就是說，除了逆流的胃酸，**還有**嘴巴吞下的酸性物質。多數病患聽我這麼說時，都露出困惑神情。你已經知道只有火燒喉、沒有火燒心，可能意味著更嚴重的酸害，通常是日常飲食習慣所致，包括攝取導致下食道括約肌鬆弛與增加胃酸的食品（咖啡、巧克力），以及酸性物質，如汽水和部分酒精飲料。然而，咖啡和巧克力的酸性都不高，對胃酸逆流患者造成傷害的是它們的生理特性。咖啡和巧克力都含有甲基黃嘌呤（methylxanthine），會使下食道括約肌鬆弛，增加胃分泌的氫氯酸（hydrochloric acid）。

　　火燒喉逆流的診斷取決於目測酸害的嚴重程度，以及症狀持續的時間長度。當然還有其他考量，因為接下來的步驟會視病患的飲食習慣、生活型態與健康狀態而定。不過，酸害程度與時間才是主要因素。無論如何，想要治療組織，首要之務就是消除導致酸害的酸性物質。有些病人必須調整生活型態，例如延長進食與睡眠相隔的時間（至少 3 小時），或是保留特定的時間讓聲音休息，這點對歌手、電台主持人與其他聲音表演者來說非常重要。有些人則要服用降酸或削弱酸性的藥物來幫助痊癒。

　　火燒喉逆流的照護不只如此，因為還有攸關性命的食道健康，以及潛在的癌前病症、癌症等風險。完整的治療必須包括食道的追蹤檢查，這在耳鼻喉科只需要花幾分鐘的時間，甚至也可在胃腸科做經鼻食道鏡。只可惜，不是每個病人都有這種選擇，他們可能得主動向醫師提出要求。但如果情況得以進展，改變或許就不遠了。

食道檢查的演化史

　　1900 年代早期，知名耳鼻喉科醫師契瓦立爾・傑克森醫師（Dr. Chevalier Jackson）開發了一種名為硬式內視鏡（rigid endoscopy）的食道檢查方法，工具是一種長度 2 呎（約 61 公分）、跟大拇指差不多粗的空心不鏽鋼棒，病患會在意識清醒的狀態下，平躺接受檢查。可以想見，這對病患和醫生來說，**有多麼不舒服**。醫生得一邊跟痛苦扭動的病患搏鬥，一邊試著評估食道的狀態。

　　一百多年後的今日，這種檢查方式依然存在，不過只使用於手術室裡全身麻醉的病患身上。目前**硬式食道鏡**鮮少用來診斷胃酸逆流疾病，主要用於排除食道癌的可能性，以及移除已被吞嚥的異物。因需要全身麻醉之故，目前已知存在著諸多風險，包括中風、心臟病發作、心律問題、血壓下降等。

　　由於硬式食道鏡需要全身麻醉，風險很大，後來開發出可彎曲的攝影機，檢查食道時只需要輕微麻醉或完全無需麻醉。檢查食道使用的可彎曲攝影機有兩種：「上消化道內視鏡」（esophago-gastroduodenoscopy，簡稱 EGD，即俗稱的「胃鏡」）以及「經鼻食道鏡」（TNE）。針對可能罹患胃食道逆流疾病與相關癌前病症或癌症的病患，醫生往往會要求他們接受 EGD 檢查。接著讓我們進一步了解這兩種檢查，尤其是兩者之間有何差異。

　　上消化道內視鏡從口腔進入，用小型攝影機檢查食道、胃和十二指腸（胃部下方的小腸上段）。下消化道內視鏡又稱為結腸鏡。上消化道內視鏡大多會讓病患處於「朦朧」的麻醉狀態，也就是靜脈注射清醒麻醉（conscious sedation），透過靜脈送入麻醉藥，讓病患在檢查過程中睡著。有些病患可能會擔心先麻醉再接受檢查，因為這種麻醉藥的副作用包括「非計畫性心肺問題」，在醫學上的意思是呼吸停止、中風與心臟病發作。這種風險很小且影響有限，只會發生在大約 0.5％的受檢病患身上。雖然有些病患會出現併發症，但因此死亡的病患少之又少，然而儘管如此，這數據仍足以嚇退可能亟需做檢查的病人。

2014 年 5 月，被譽為喜劇女王的瓊‧瑞佛斯（Joan Rivers）過世，讓上消化道內視鏡背負污名。她接受麻醉進行上消化道內視鏡檢查時發生了遺憾的醫療意外，幾天後與世長辭。我們無法確知瑞佛斯在檢查過程中到底發生什麼事，但是這個可預防的悲劇提升了大眾的安全意識：病患做上消化道內視鏡時，有全身麻醉以外的選擇。在某些情況下，麻醉是診斷的必要手段，如此才能安排後續的治療。可是食道不屬於這種情況。

1990 年代問世的**經鼻食道鏡**，是成本與風險都比較低的選擇，我參與了它的開發過程。這種方法無需全身麻醉也能檢查食道，只要把麻藥噴進鼻子裡就行了。因為這是經由鼻子進行的檢查，就像前面介紹過的經鼻軟式咽喉內視鏡一樣，不需要麻醉。病人全程清醒，坐在診間的椅子上即可進行，檢查時間僅需幾分鐘。檢查結束後，病人可以直接離開診間，繼續日常行程。除了流鼻血之外，目前尚未發現其他風險。對病人來說，這種檢查方式更加安全，費用也較低。

經鼻食道鏡在我的診間屬於標準檢查，也是長年使用的方法。不但可以排除麻醉的風險，找出食道組織損傷的效果也不輸所謂的傳統檢查，包括發炎、巴瑞特食道症與食道癌（但後面兩種病症需要切片才能確診）。

交叉污染是醫療處置中的一項已知風險。2013 年，華盛頓州參議員派蒂‧莫瑞（Patty Murray）公布了一份嚴厲的報告，質疑內視鏡的安全性，因為潛在傳染物、細菌、真菌與病毒會不小心經由檢查儀器在病患之間傳遞，造成交叉污染。尤其安裝在內視鏡儀器上的攝影機配有具特殊管道的觀測器。觀測器內之所以有宛如隧道的管道，是為了方便儀器進行活體組織切片。這種配備特殊管道的觀測器有許多複雜的角落與縫隙，細菌可能會藏在裡面。經鼻食道鏡的好處是觀測器沒有這些切片管道，因此潛在傳染物無處可藏。

我在前面提過，如果你有機會做食道檢查，醫生比較有可能建議你做上消化道內視鏡。不過，多虧了美國胃腸科醫學會 2015年 11 月最新版本的〈臨床指南：巴瑞特食道正的診斷與管理〉（*Clinical Guideline: Diagnosis and Management of Barrett's Esophagus*），形勢似乎轉向了經鼻食道鏡。對於以安全、便宜檢查方式為優先考量的病人與醫生來說，這種轉變是一大福音。該指南也指出，經鼻食道鏡是「除了傳統的上消化道內視鏡之外，篩檢巴瑞特食道症的另一種選擇。」來自全美胃腸科醫生的支持，一定能讓經鼻食道鏡成為更廣泛使用與接受的食道檢查法。如果醫生沒提到經鼻食道鏡，你也可以主動詢問。病人有權知道各種選擇，也有權與醫生共同決定最適合的方法。

我保守估計，每年進行的麻醉內視鏡檢查之中，有半數以上都能在診間裡以非麻醉的方式進行，消除病患的麻醉風險，每年至少可為健康產業每年省下 150 億美元。有些病患對鼻子裡插入迷你攝影機心存疑慮（其實極度安全）；有些病患無論在任何情況下都害怕麻醉，因此不適合做傳統內視鏡。總而言之，病患有權知道每一種醫療處置方案。

✚ 醫療收益

上消化道內視鏡的年度收益約為 300 億美元，是一筆大生意。美國一年進行的上食道消化鏡檢查多達一千萬次，每年的成長率為 6%。每當論及食道癌前症狀與食道癌的診斷、預防和治療的時候，醫療產業的相關費用從過去到現在、乃至未來，都一直是考量的因素。截至本書寫作的此刻，美國傳統的麻醉內視鏡費用約為每次 3,000 美元，醫生收取 200 美元，其餘費用由進行檢查的醫事檢驗所收取。想當然耳，檢驗所的老闆、管理者與醫療設備廠商都強烈排斥更安全、更便宜的檢查方式，例如經鼻食道鏡。過去 20 年來，討論經鼻食道鏡的研究和教科書無數，可是不但大眾對它一無所知，有些醫生也不清楚。這種不同於傳統上消化道食道鏡的方法，有助於食道、胃和十二指腸的詳實分析，完全不輸給上消化道食道鏡。

無須麻醉的經鼻食道鏡檢查，不需要麻醉的昂貴設備、儀器與技術，對經濟、醫療產業與個人來說，僅需付出更為低廉的成本，就能獲得相同的資訊。對病患來說，除了醫療與成本外，選擇經鼻食道管還有一個好處，即不用麻醉，而且檢查過程只要 20 分鐘，病患不需要損失一整天的工作時間，原本須

耗損一千萬個工作天，可減半為五百萬。因此從經濟層面來
說，經鼻食道管可說增加了五百萬個工作天的生產力。

———◆———

▍處方藥與成藥在治療逆流症狀上扮演的角色

　　診間的檢查結果包含多種治療計畫，計畫的選擇取決於症狀
的嚴重程度與持續時間。治療當然應該包括認識及消除膳食酸的
來源（就算只是暫時也可以）。高纖低酸飲食不但是抑制酸害最有
力的處方，對真正的治療和預防來說更是不可或缺。不過，出現
症狀的患者，通常已接觸發炎食物達至少 10 年以上，所以策略性
的低酸飲食當然無法只靠短短幾天就逆轉症狀。換言之，痊癒需
要時間：受到酸害的組織，至少需要 28 天才能修復健康。在許多
情況下，酸害的不適與疼痛可能既強烈又持久，使你不得不尋求
比飲食更快速的舒緩方式：求助藥物。

　　身為醫生，我並不反對服藥，成藥與處方藥皆然。可是關於
酸害的治療，我總是力勸病患謹慎處理。像巴瑞特食道症這樣的
癌前病症，通常需要處方藥來加速治療和防止進一步的傷害。

　　包括含鋁的制酸劑在內，儘管副作用不會立刻出現，但大部
分的藥物都有副作用。一旦醫生判斷制酸劑的益處大於副作用的
風險，才會開制酸劑給病人。我希望你的醫生為你提供完整周全
的醫療方式，但我也鼓勵你當個擁有自主權的病人，換言之，你
可以主動詢問醫生有無副作用較少的替代方案，也要問清楚服藥
的療程，因為你清楚知道這並非永久的解決之道。如果醫生沒有
建議調整飲食，可以請他們提供營養建議，或是參考本書第 3 部

提供的低酸飲食計畫。不但要用食療取代藥物，更要認為**食物就是藥物**，這對酸害的治療跟預防來說至關重要。再者，食療最大的好處是沒有副作用。

面對中度到重度的火燒喉與（或）火燒心症狀，我的作法是除了管理飲食與生活型態，也會開氫離子幫浦阻斷劑（PPI）給病患。這是最強效的制酸藥物，一劑就能抑制胃酸分泌長達 16 小時。胃酸減少之後，食道、喉嚨與周圍區域的發炎情況就會開始減輕。問題是，PPI 需要特定的服用方式才能發揮效果。研究顯示，以錯誤方式服用這種強效藥的美國人可能高達 80％。PPI 的正確服用分為兩個步驟：

1. 早餐與（或）晚餐前 30 到 60 分鐘服用（給予藥物足夠時間進入血液）。
2. 服藥後 30 到 60 分鐘內，吃可以「啟動」PPI 的食物。

就算正確服用 PPI 或其他制酸劑，酸害的復原依然需要時間。以我的經驗來說，有火燒喉逆流症狀的病患之中，服用 PPI 6 週後，只有 25％獲得改善，大部分都是在服藥 12 週之後才緩解症狀。有些病患必須服藥 6 個月以上才會漸漸改善。這麼說不是為了讓你灰心，而是想讓你明白沒有任何「仙丹妙藥」既能緩解胃酸逆流的症狀，**又能**快速修復食道跟喉嚨裡經年累月遭受酸害的組織。

治癒酸害需要耐心與恆心，但是小心用藥（有服藥必要時）與堅持低酸飲食，保證可以增進健康。除了可以擺脫反覆出現、既惱人又痛苦的胃食道逆流，罹患美國成長最快速的癌症，也就是食道癌的風險也會大幅降低。

第 2 部將進入大家等待以久的正題：治療與消除酸害症狀的飲食計畫。

✚ 丹麥爭議：PPI 是否安全？

2014 年 2 月，丹麥的一份研究報告指出，長期固定服用某幾種 PPI，罹患食道癌的風險較高，於是這種常見的制酸藥物開始受到質疑。該研究的論點令人擔憂，但是我們也無須太過相信。該研究的作者群無法控制食道癌的主要風險因子，例如酒精的攝取，也沒有把生活型態納入考量，例如吸菸或飲食習慣。此外，有不計其數的研究指出 PPI 在對抗食道癌的前兆以及食道癌本身，可能擔任具保護功能的先發軍角色。

現今而言，如果服用 PPI 的時間長達 10 年以上，卻依然有火燒喉症狀與逐漸減緩的胃食道逆流症狀，食道組織遭受嚴重酸害的風險會更高。如果你自己，或是周遭親友有人符合這種情況，請儘快接受耳鼻喉科或家醫科醫生的檢查。

PART II

護胃，
從飲食與生活型態下手

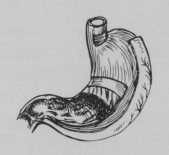

蛋白質、碳水化合物與脂肪，如何解決膳食酸害？

　　我之所以會設計低酸飲食法，要歸因於美國人的標準飲食型態實在令人憂心，日常飲食中含有大量加工食品和添加劑，呈現高酸、高脂肪、高糖與高鹽的態勢。低酸飲食法旨在利用食物來治療胃腸酸害，降低由胃蛋白酶引發的全身性發炎；預防各種慢性疾病之餘，也不會造成維生素不足、體力下降，或是導致腰圍暴增，勾起使用者對糖或鹽的強烈渴望。雖說不吃高酸食物（包括加工與天然食品）才能達成此目標，但我的低酸飲食法並不會徹底排除高酸食物。相反地，我希望能為病患增加飲食選擇，可以嘗試種類多元又令人滿足的餐點。因此，我設計的低酸飲食法有三大主軸：高品質的宏量營養素（macronutrients）、高纖維，以及用低酸食物取代高酸食物。在詳細介紹每日飲食之前，我們先來複習幾個基本的營養觀念。

▌低酸守門人的主要營養素指南

　　我們在日常生活中攝取的食物包括許多**宏量營養素**與**微量營**

養素（micronutrients），身體需要這些營養素才能維持生命。宏量營養素包括**蛋白質、碳水化合物**與**脂肪**，乃提供熱量的結構元素，負責製造能量。微量營養素則包含**礦物質、維生素**與**植化素**，這些化合物可調節身體功能、對抗製造氧化壓力的自由基，以及修復細胞損傷。**礦物質**來自以植物為主的食物，可強化組織，維持全身上下的器官健康與酸鹼平衡。維生素為人體補充抗氧化劑，幫助體內的酵素對抗發炎。植化素賦予植物特有的顏色、滋味、氣味與質地，除了可對抗發炎，對某些疾病的預防也至關重要，例如癌症。

　　宏量營養素含有豐富的微量營養素，在理想的情況下，均衡的宏量營養素就足以提供身體發揮最佳功能所需。

　　想要維持整體健康，不可缺少宏量營養素。儘管如此，三大宏量營養素（蛋白質、碳水化合物與脂肪）都曾在對抗肥胖的激烈戰役中，輪番成為被攻擊的目標。遺憾的是，雖然減肥立意良善，卻掀起在醫學上站不住腳的各種飲食風潮。先是低脂飲食，後來低碳飲食取而代之，接著是高蛋白質飲食，然後又回到低脂飲食，一再重複相同的循環。

　　我相信從長遠來看，剝奪任何一種宏量營養素的飲食法都不是最健康的作法。如果你完全不吃某一種宏量營養素，無論是蛋白質、脂肪或碳水化合物，就攝取不到維生素、礦物質、植生素與其他化合物，而這些都可以減輕氧化壓力與發炎，也有助於荷爾蒙保持平衡。低酸守門人應切記，每一種宏量營養素都以自己的方式維護和修復細胞功能，尤其是脆弱的食道組織。因此，均衡飲食才是健康之道。

長期而言，不吃宏量營養素的飲食法難以持久，這類飲食法會使你飢餓難耐（要求使用者完全不攝取纖維時更是）、體力不支（低碳、低蛋白質）、甚至是心情起伏不定（低脂）。科學證據指出，為了減重完全不吃任何一種宏量營養素（例如不吃碳水化合物的高蛋白飲食法）只有短期效果，最終還是會導致體重增加。

況且，現今並無沒有科學證據作證不吃宏量營養素有助於減輕食道或呼吸消化道的酸害。唯有增加膳食纖維的攝取，才能幫助消滅酸害在體內點燃的火焰，因為膳食纖維能減少促進發炎的胃蛋白酶刺激物、幫助消化、降低對含鹽、含糖與含酸食物的強烈渴望。我將在下一章深入討論膳食纖維扮演的重要角色。

低酸守門人的蛋白質指南

蛋白質是極為重要的宏量營養素，可幫助身體生長與修復。這對大部分的胃食道逆流病患來說尤為重要，因為他們的食道或喉嚨組織已發炎或受傷。蛋白質含有胺基酸（amino acid），有助於重建細胞和組織。人體內其他的重要化學物質，例如荷爾蒙與調節消化的酵素，也都是由蛋白質組成的；只要是對消化有幫助的東西，都應該納入對抗發炎與酸害的飲食之中。

想必各位都猜到了，對胃食道逆流的病患來說，能幫助消化的東西絕對大有好處。以蛋白質來說，不只要攝取充足的蛋白質，蛋白質的**種類**也很重要。

當你選擇蛋白質的來源時，請考慮整體營養價值。有些蛋白質來源富含飽和脂肪酸，例如紅肉。脂肪過量可能會妨礙下食道括約肌發揮最佳功能，使胃食道逆流更加嚴重。這可能會讓胃酸毫無阻礙地衝出胃部，對食道造成傷害。如果你是低酸守門人，我的建議是少吃紅肉，但並非是任何動物性蛋白質一概不吃。

健康的蛋白質來源有二：**動物**與**植物**。對低酸守門人有益的動物性蛋白質包括沙丁魚、鮭魚、鮪魚、比目魚、火雞（白肉，不帶皮）、雞肉（白肉，不帶皮）、優格、克非爾（kefir，一種發酵乳品）和蛋。植物性蛋白質的來源包括花生、燕麥、腰果、各種豆類、豆腐、枝豆、核桃、豆漿（非基因改造）、榛果、全穀物、藜麥、花椰菜、菠菜、芥藍菜和螺旋藻（spirulina）。

✚ 什麼是基因改造生物？

你或許對基因工程有些基本概念，這是相對而言較年輕的科學領域，其誕生與發展奠基於崇高的理想：預防和消除疾病、飢餓與其他人類長久以來的問題。基因工程的概念是藉由修改任何生物（也就是動植物）基因組的特定部分，期盼有助於降低致命疾病的遺傳風險，例如癌症；或是提高作物對害蟲等有害因素的抵抗力，藉以增加食用植物。簡言之，我們可以活得更長久、更健康，還能種出產量豐富又強健的食物，餵養不斷增加的人口。至少，理論上是如此。然而實際上，我們並不知道修改植物或動物的基因會帶來怎麼樣的長期影響。改造基因所需要的生化改變，對食品的影響特別巨大。例如，能夠延長一種水果或蔬菜保存期限的東西，無論它是什麼，都可能對身體有害。我認為在我們對基因改造的影響有更多了解之前，不要吃基改食物是比較安全的作法。

豆類和蛋，尤其是蛋黃，對某些人來說可能難以消化。我的建議是適量攝取。若想要取得最佳效果，動物性蛋白質應與蔬菜一起食用，最好是生菜或蒸過的蔬菜，以利消化。

✚ 為何應該選擇有機肉品

加工食品並非只有酸化、瓶裝或罐裝食品。在美國飼育場長大的動物，大多缺乏日曬，被餵食過量穀物，飼料中充滿農藥殘餘物、抗生素、生長激素等人工添加物。這種作法降低了動物產品保留營養素的機會，例如維生素 E、B 和 β 胡蘿蔔素，取而代之的是更高濃度的 Omega-6 脂肪酸與侵蝕性的化學殘餘物，兩者都會導致發炎。因此我才會建議無論是蛋、乳製品或肉類，最好都選擇有機產品與草飼動物。

我們為什麼需要碳水化合物

嘗試調節碳水化合物攝取量的飲食法來來去去，但至少可以肯定一點：碳水化合物一直是大腦、肌肉與心臟不可或缺的能量來源。碳水化合物可按照分子結構分成兩種：複合碳水化合物（complex carbs）與單一碳水化合物（simple carbs）

複合碳水化合物（好醣）

跟單一碳水化合物不一樣的是，複合碳水化合物的分子結構比較複雜，所以需要長時間慢慢分解成糖。如此一來，糖以緩慢的方式釋入血液，為身體穩定供應更均衡的能源。攝取複合碳水化合物的人，血糖濃度應會相對穩定。

以下為常見的天然複合碳水化合物（好醣）來源：

蔬菜：青花菜、黃瓜、白花椰菜、菠菜、馬鈴薯、玉米、胡蘿蔔、萵苣

全穀物：糙米、燕麥、全穀穀片、全麥麵條、全麥麵包、全穀麵包

豆類：各種豆子

水果：杏桃、蘋果、梨子、洋李、柳橙、葡萄柚、李子

乳製品：奶類、乳酪、優格（適量）

不過，低酸守門人必須記住，雖然上述食物的酸鹼值大多偏高，但其中有部分的酸性很高，胃食道逆流的人應盡量避免，例如柳橙、葡萄柚與李子。我們將在第 9 章進一步討論酸鹼值符合期待、卻對胃食道逆流患者極度有害的食物。

單一碳水化合物（壞醣）

從字面上即知，單一碳水化合物的分子結構比複合碳水化合物來得簡單，因此分解成糖的速度很快，經常導致血糖濃度飆升。

大部分的加工食品或量產烘焙食品都是單一碳水化合物，例如餅乾、甜甜圈、巧克力、洋芋片、含糖汽水等，還有數以千計、我們每天食用的包裝食品。事實上，幾乎所有的包裝食品、

果汁、甜味劑、「低脂」、「低卡」食品,以及大部分以白麵粉製成的食品,例如白麵條和白麵包,都含有單一碳水化合物。攝取過量的單一碳水化合物,尤其是缺乏纖維的加工食品與精製食品,非但無法供應人體所需的能量,還會導致營養不良。空腹吃一大塊巧克力蛋糕,會使你突然精力充沛,但是 15 分鐘至一、兩個小時後(視代謝差異而定),你就會感到非常疲憊。過量的糖迅速進入血液時,會發生什麼事?胰臟開始製造大量胰島素,直到血糖濃度下降為止。血糖濃度下降後,你通常會感到疲累,而且可能會因此渴望攝取更多的糖。於是你打開冰箱拿出冰淇淋,上述過程又從頭再來一次。

這非常危險。對糖的渴望若是失控,長久下來你不但會成為胃食道逆流的高危險群,還可能面對肥胖、第二型糖尿病、心臟病等問題,以及西方飲食文化所致的各種身體上的疾病。

以下是我們應盡量避免的單一碳水化合物:

- 果汁
- 軟性飲料
- 砂糖
- 蛋糕
- 餅乾(包裝食品等)
- 糖果
- 白麵包
- 白麵條
- 冰淇淋

- 任何含有高果糖玉米糖漿的食物

很多水果原本就含有單一碳水化合物，例如香蕉、芒果、石榴、葡萄乾等，但不一定非得避開這些水果，因為它們含有纖維與身體所需的各種維生素和礦物質。不過，對於果汁，我們應抱持更為審慎的態度，就算是純天然榨取的也一樣。因為果汁幾乎或完全不含纖維，糖進入血液的速度會更快，導致不健康的血糖飆升。

攝取正確的碳水化合物，才能維持穩定的血糖濃度。平衡的血糖濃度，與能量穩定和抑制對食物的渴望有關，也可減少飲食過量。複合碳水化合物（蔬菜、全穀物、乳製品、豆類與水果）可維持血糖穩定並抑制對食物的渴望，因此對減重有幫助。蔬果含有纖維、各種維生素與礦物質，你的身體需要這些東西才能維持穩定、充滿能量，並且遠離酸害。所以你應該**多吃**蔬果。莓果與柑橘類雖然富含微量營養素，可是對已有酸害的人來說太酸了。在修復期應該**減少**攝取，到了保養期也應該小心**管理**。單一碳水化合物（含有高果糖玉米糖漿的白麵包、白麵條、含糖飲料等）會刺激胰島素分泌，導致血糖與酸飆升。所以，為了整體健康著想，這些碳水化合物應該**徹底消除**。

並非所有偏鹼性的食物都能中和酸。洋蔥和大蒜都非酸性，卻和腹脹、消化不良與火燒心有關。這些食物被稱為**聚果糖**（fructans），即一種名為 FODMAP 的碳水化合物。FODMAP 代表可發酵的（fermentable）、寡醣（oligo）、雙醣（di-）、單醣類（monosaccharides）與多元醇（polyols），描述一種過去彼此無關的短鏈碳水化合物與糖醇（多元醇），具有三種共同的功能特性：

- **在小腸內吸收不良**，導致脹氣與腹脹。
- **有通便效果**，因為能把水分吸收進腸道。洋蔥、大蒜等聚果糖的效果尤為顯著。
- **被細菌快速發酵**：大部分的 FODMAP 都是短鏈碳水化合物，如寡醣類和糖，可快速發酵，製造更多氣體。

━━━━━━

低酸守門人的脂肪指南

脂肪是人體最重要的組成物之一。健康的身體含有 20% 的脂肪，大腦的脂肪含量高達 60%。

脂肪可幫助調節體溫，還能保護內臟避免外界衝擊而受傷。對於荷爾蒙的健康分泌與關節的潤滑，脂肪也扮演要角。此外，脂肪有助於固定神經結構的位置，對神經傳導來說至關重要。許多必需維生素與礦物質只有跟脂肪連結之時，才能被人體吸收。

身為低酸守門人，你將會知道如何用**好**脂肪取代**壞**脂肪。壞脂肪是反式脂肪與（過量的）飽和脂肪。好脂肪是不飽和脂肪，包括單元不飽和脂肪（monounsaturated fat）與多元不飽和脂肪（polyunsaturated fat）。我們先來解決壞脂肪。

反式脂肪（壞脂肪）

有胃食道逆流的人絕對要避免攝取反式脂肪。事實上，人人都應該避免攝取反式脂肪。食物裡的反式脂肪大多經過加工，目的是把脂肪變成固態，以及延長加工食品的保存期限。你有沒有發現自己在老布希總統執政時買的那盒餅乾，至今依然酥脆？這都是反式脂肪的功勞。

以高壓將氫離子注入植物油使脂肪凝固，就會產生反式脂肪。因此反式脂肪統稱為「氫化油」。餅乾、洋芋片、微波爆米花，還有大多數看似「健康」、很像奶油的物質，譬如 1970 年代被誤以為比奶油更「健康」的人造奶油，全都是包裝精美的反式脂肪。

反式脂肪有幾個壞處：使 LDL 濃度上升（切記，LDL 即俗稱的「壞膽固醇」），同時導致 HDL（好膽固醇）的濃度下降，大幅增加罹患心臟病的風險。此外，胃酸逆流的人要特別注意，反式脂肪會導致下食道括約肌鬆弛，讓胃酸暢行無阻地流入食道。

飽和脂肪

動物和植物都含有飽和脂肪。人們皮膚底下調節體溫的脂肪層就含有飽和脂肪。動脈裡的斑塊（plaque）成分也是飽和脂肪。

飽和脂肪對健康的害處不只來自端上餐桌之前的加工過程，

也包括食用的數量。吃牛排之前，你應該知道只要小小一塊，就含有多到不成比例的飽和脂肪。如果你跟多數美國人一樣吃的是典型的西方飲食，這意味著你的午餐、晚餐、甚至有時連早餐都含有動物性脂肪。因此，富含飽和脂肪的飲食習慣是胃食道逆流的主要原因，這點你應該不意外才是。

如果你買不到有機動物產品，可以試著改以健康的植物脂肪（酪梨、椰子、橄欖、堅果、種子）或是魚類脂肪來替代，這部分稍後將會討論。雖然身體需要飽和脂肪，但過量的飽和脂肪有害健康。請記住：我們常說的「適量」並不等於「中間值」，也就是直接除以一半。以百分比來說，飽和脂肪不應超過每日脂肪攝取量的 10%。這也是低酸飲食法規定每天午餐或晚餐應吃蔬食的原因之一。如此一來，你每天都會自動減少飽和脂肪的攝取量，同時增加纖維的攝取量。

不飽和脂肪（好脂肪）

單元不飽和脂肪被視為有益的脂肪，前提是必須適量攝取，好處包括有助於增加 HDL 濃度、降低 LDL 濃度。這些脂肪在室溫下是液態，冷卻後會變成固態。許多食物都含有單元不飽和脂肪，例如肉類、全脂牛奶、橄欖與橄欖油、酪梨、杏仁、腰果和花生。單元不飽和脂肪對胃食道逆流患者通常有好處，但紅肉例外。

不過，有一個分支的單元不飽和脂肪對有胃食道逆流的人不利，即榨取種子製成的植物油，如黃豆油、玉米油、菜籽油、紅花籽油、棉籽油、葡萄籽油與葵花油。這些種子油的萃取過程，通常經高溫、高壓與（或）化學溶劑的高科技處理。高溫使這些油的分子結構變得不穩定，導致自由基的形成。自由基有高度致炎性，對身體有害。

對胃食道逆流的人來說，冷壓蔬菜油永遠是最佳選擇。而且，請盡可能選擇冷壓初榨橄欖油（extra virgin olive oil），也就是橄欖果實第一次壓榨出來的油，後續壓榨出來的油品質較差。如果你有機會品嘗自製橄欖油，就能了解這種油品有一種獨特而濃郁的香氣。沒有香氣的橄欖油可能經過反覆壓榨或除臭，應盡量避免。

胃食道逆流者最適合攝取的單元不飽和脂肪包括：

- 冷壓初榨橄欖油
- 酪梨與酪梨油
- 椰子油
- 腰果
- 杏仁
- 花生

多元不飽和脂肪是最健康的脂肪種類之一。比較重要的兩種多元不飽和脂肪是 Omega-3 與 Omega-6，被視為必需脂肪，因為這兩種脂肪無法由身體製造，必須從食物中攝取。

植物行光合作用時，葉子會製造 Omega-3。Omega-6 主要是由種子製造。動物直接食用葉子或草，可獲得最豐富的 Omega-3。

因此，草飼動物的肉或蛋含有的 Omega-3，高於穀飼動物。

魚類富含 Omega-3。魚吃了海裡自然生長的藻類或浮游生物，藉此獲得 Omega-3。跟放牧吃草的陸地動物一樣，野生魚類含有的 Omega-3 高於養殖魚類。此外，冷水性魚（又名「深海魚」）的 Omega-3 含量最高，因為牠們的自然棲地提供了最適合魚體累積 Omega-3 的條件。

Omega-3 被視為最有益的脂肪，因為它有助於維持細胞壁的堅固與滲透性。此外，也能幫助人體代謝葡萄糖、降低膽固醇，以及維持腦部健康機能。

Omega-6 脂肪酸比較複雜。種子、穀物與堅果、菜籽油、葵花油等蔬菜油本來就含有 Omega-6。有些種類的 Omega-6 確實對健康有益，但是西方飲食往往包括大量富含種子油的加工食品，導致原有的益處大打折扣。

很多研究試著找出 Omega-6 與 Omega-3 的理想比例，但我認為在實際生活中，不是科學家的人很難充分了解這些數字。因此我想要簡化成一個容易明白的訊息：不吃加工食品與油炸食品。於此同時，多吃魚，每週至少吃兩次；多吃蔬菜，你的身體就能找到 Omega-6 與 Omega-3 之間的自然平衡。

健康的多元不飽和脂肪如下所示：

富含 Omega-3 的食物

鮭魚	比目魚	芥藍菜
鯷魚	鮪魚	海菜
鯡魚	蛋（草飼雞）	核桃
鱒魚	菠菜	海藻
沙丁魚		

富含 Omega-6 的食物

葵花籽	蛋	胡桃
南瓜籽	酪梨	腰果
禽肉	核桃	

「低脂」為何會對身體有害

　　提倡低脂的十字軍聖戰並沒有讓美國人變得健康又苗條。或許有著最好的出發點，但人們卻一直誤以為零脂或低脂等於健康。現在我們都很清楚，這並非事實。

　　我最近去買原味優格的時候，注意到標籤五花八門的水果優格，種類繁多、數量豐富，全都是零脂或低脂產品。我反而找不到正常的水果優格。你現在一定在想：「這很奇怪嗎？」然而，「只要把一種宏量營養素從飲食裡徹底移除或減量，就可以促進整體健康」，這種想法其實毫無邏輯可言。自然的運作機制比這複雜多了。我細看某品牌水果優格的標籤，這款優格宣稱對健康好處良多，所以備受讚譽、非常暢銷。但我發現其含糖量是每 113 公克含有 23 公克的糖，吃一罐優格就等於吃下 5 小匙純糖，跟零食沒有兩樣！更荒謬的是，優格竟被當成健康食品。

　　一開始，你可能覺得貼上零脂標籤的優格也沒那麼糟吧。畢竟這種優格已經移除萬惡的脂肪。但這正是問題所在。脂肪可以帶給我們飽足感。吃零脂食品，反而會導致你吃得更多。也就是說，我們一邊追逐著飽足感，一邊卻也吃下了過量（甚至有害）的糖。

　　脂肪的另一個重要特性是製造風味。少了脂肪，食品製造商必須添加大量的糖與（或）人工香料讓優格變得好吃。把宏量營養素妖魔化並排除在外，對國民的整體健康毫無幫助。只有停止添加非必要的人工原料，我們才會變得更健康。

▍關於宏量、微量營養素的最後提醒

　　遺憾的是，從 1970 年代開始，食品工業化一直在阻礙我們獲取適量的微量營養素。殺蟲劑、酸性或鹼性過高的土壤、食品加工與防腐，都大幅減少了食物的營養價值，即礦物質、維生素與植生素。檢查一下你家冰箱或櫥櫃裡的包裝食品成分：哪些成分是食物、哪些是化學物質？哪些成分是你會唸的？記住，添加物與防腐劑愈多，成分中你不會唸的字愈多，對你的健康危害也愈大。

　　超市販售的工業加工食品都經過酸化，酸鹼值被降低，會使微量營養素的存活力嚴重衰退。其實，即使是一般烹煮過程，也

會使某些蔬菜（例如青花菜和夏南瓜）流失抗氧化劑，如維生素
C。正因如此，我們必須少吃加工食品，多吃烹煮程度最低的有
機蔬果（我個人喜歡用蒸的）。我也建議大家盡量選擇有機蛋，或
來自草飼動物的乳製品與肉類，藉以確保飲食含有均衡的宏量營
養素，以及身體所需的各種微量營養素。

如何彌補纖維缺口

　　攝取高纖維是低酸飲食法的三大主軸之一。你或許會納悶，一個以舒緩和治療胃食道逆流為目標的飲食法，為什麼要納入纖維。原因有很多，除了促進消化（這應該是最廣為人知的好處），目前也已證實纖維在許多方面都對健康有益。接下來，我們會先看人類對纖維的了解如何演進，再來討論纖維在治療酸害與改善健康上扮演的關鍵角色。

▍了解纖維

　　注重健康的人早在一千八百多年前就注意到纖維。西元 130年，希臘的一位醫師蓋倫（Galen）就曾這麼描述：有些食物「刺激腸道排便，有些阻礙排便」，以及白麵包「黏稠又緩慢」，黑麵包「對腸道有益」。數世紀後，家樂醫師（J. H. Kellogg，你一定聽過他的名字）要求他的療養院病患吃高纖麩皮；1915 年，家樂氏推出首款高纖穀片，名為「麩皮穀片」（Bran Flakes）。1940 年代，這種幫助消化的食物有了正式名稱：膳食纖維（dietary fiber）。

　　膳食纖維最早被定義為無法消化的植物成分，尤其是構成植物「骨幹」的細胞外壁，這些細胞外壁的主要成分是纖維素。纖維素是一種複合碳水化合物，目的是幫助植物對抗害蟲等惡劣的環境因素。這種保護特性可讓纖維素在經過人類的消化系統時大致保持完好，就連胃酸，以及降解（degradation，即指分解為小片段）效果最強的消化酶也無法完全分解纖維素或類似的纖維成分。麩皮是一種富含纖維素的膳食纖維，即為穀物的堅硬外皮，例如小麥、稻米或大麥（蓋倫提到的「黑」麵包指的就是麩皮）。

　　後來的研究使得膳食纖維的定義更加寬廣，涵蓋了較易消化、但經過腸道時並無法完全分解的植物成分。這種物質包括：甜菜、蘋果和果皮裡含有的果膠（pectin）；蘿蔔、菠菜與芥藍菜含有的木質素（lignin），以及寡醣類，例如韭蔥、洋蔥和蘆筍含有的菊糖（inulin）。纖維依消化程度不同分為兩種：可溶性纖維（soluble fiber）與不可溶性纖維（insoluble fiber）。

　　可溶性纖維在消化時會吸水形成一種膠狀物質，有助於減緩消化過程，增加飽足感。含有可溶性纖維的食物包括：豆類、扁豆、堅果、種子、燕麥麩、梨子、球芽甘藍、地瓜等。

　　不可溶性纖維不會吸水，而是在經過消化道時，宛如長柄刷般地清掃腸道。這種方式有助於將結腸清乾淨，也能對抗便秘。含有不可溶性纖維的食物包括：麥麩、全穀物、深色葉菜、青花菜、甘藍菜和夏南瓜。

　　雖然可溶性、不可溶姓纖維在食物裡的含量不一，不過多數的完整蔬果、堅果與種子都含有這兩種纖維。因此，身為低酸守門人的你應該增加兩種纖維的總攝取量，不宜偏廢。美國膳食協會（American Dietetic Association）建議每日應攝取的纖維量是 25 到 35 公克，但是美國人的每日攝取量僅約 15 公克。2014 年《營養期刊》（*Nutrition Journal*）刊載的一份評論指出，彌補「纖維缺口」是促進健康的關鍵要素，不光是美國，對全球來說都是如此。

纖維的十大好處

　　長久以來，人們一直知道膳食纖維有助消化。針對早期人類與近代非洲部落的研究發現，高纖飲食與更活躍的腸蠕動有關，通常反映出更快速的通過時間（也就是糞便在體內移動的時間）與更有效的消化。反之，飲食缺乏纖維所致的腸蠕動緩慢，則與罹患大腸憩室症（diverticular disease）、腸癌和結腸癌的風險有關。從這些觀察結果看來，纖維的功能似乎只是幫忙推動消化道裡的東西。但已有證據顯示，纖維的功能遠不僅於此。

　　2011 年，美國國家癌症研究所（National Cancer Institute）在《內科醫學誌》（*Archives of Internal Medicine*）發表的一項研究發現，膳食纖維的攝取量與「總死亡和心血管疾病死亡的風險關聯性呈高度反比，男女皆然」。換言之，纖維吃得愈多，愈不容易生病，活得也愈久。也就是說，纖維是長壽的關鍵因素。

　　雖然該研究指出「穀物纖維」（來自穀類的纖維）的重要性，但是哈佛公衛學院的康寧（Lawrence de Koning）與胡丙長（Frank Hu）進行了更仔細的分析後發覺，帶來健康益處的可能不是穀物纖維本身，而是纖維內的天然養分：維生素、礦物質與其他植生素，包括抗氧化劑和鋅，這些天然養分保護人體組織不受傷害。

　　無論纖維的好處是來自結構本身、營養價值，或是其他尚未發現的特性，只要遵循低酸飲食法，不論在過程中或告一段落後，增加纖維攝取量的好處良多。有些好處對胃食道逆流的影響特別有效，有些好處則與提升整體健康有關。以下舉出多吃纖維的十大好處，全都經科學實證：

10. **降低膽固醇**：可溶性纖維在消化過程中變成膠狀物質之後，質地變得黏稠，會跟細菌及其他自由漂浮的物質結合。其中一種自由漂浮物質叫做 LDL 膽固醇，被可溶性纖維形成的黏稠載體吸收之後，會隨著糞便一起穿過腸道、排出體外。降低 LDL 膽固醇與總膽固醇，可以降低罹患心臟病的風險。心臟病正是美國的頭號健康殺手。

9. **降低心臟病風險**：研究顯示，每日多攝取 7 公克纖維，心臟病風險就會隨之下降。（在此先幫助各位了解 7 公克纖維大概有多少。一杯覆盆莓含有 8 公克纖維，連同杏仁漿一起打成亞維醫師特製的莓果旋風奶昔〔參見 179 頁〕，高纖又可口。）心臟病風險降低，可能是纖維對膽固醇的影響，或其他益處所致，如提升胰島素敏感性和降低血壓。無論是哪一種機制，根據 2004 年的研究〈膳食纖維與冠狀動脈心臟病風險〉（*Dietary Fiber and Risk of Coronary Heart Disease*），富含纖維的飲食能預防心臟病「奠基於大量結果一致的科學證據」。

8. **控制血糖**：富含精製碳水化合物的飲食（纖維幾乎全數移除）與高血糖症（hyperglycemia）有關。這種血糖病症的特徵是血糖過高，有可能演變成第二型糖尿病。反之，富含纖維的複合碳水化合物則有助於控制血糖，因為它能減緩消化、平衡血糖。纖維不太會誘發胰島素反應，所以能制衡誘發胰島素反應的其他食物成分（正因如此，你應該盡量吃完整且帶皮的蔬果，尤其是表皮未遭殺蟲劑污染的有機蔬果）。如果你有第二型糖尿病，維持血糖平衡是重要的保健工作。對所有人來說，血糖平衡則是控制對食物的強烈渴望和預防體力驟失的關鍵。

7. **舒緩腸躁症、便秘等消化問題**：記住，膳食纖維已證實可增加糞便體積，幫助並加速排便。對腸躁症與（或）長期便秘的人來說，光是上述好處就足以改變人生。體積更大、重量更重的糞便能清掃結腸，為阻塞的消化道舒緩壓力。乾淨的結腸可降低罹患憩室症（diverticulitis）等痛苦病症的機率。

6. **減輕下食道括約肌的壓力**：當消化系統無法正常運作時，便秘、脹氣或過度腹脹都可能向上延伸至下食道括約肌，削弱它阻擋胃酸逆流到食道組織的重要功能。纖維可提升消化系統的效率和效益，因此也有助於減少可能造成酸害的上推壓力。

5. **改善腸胃健康**：許多可溶性纖維都含有寡醣。寡醣在小腸裡不易消化，卻會在結腸裡被腸道細菌發酵利用。如此一來，這些可發酵的纖維就像益生菌一樣，可刺激益菌產生，增加營養素的吸收、提升免疫力、減少病原菌的出現。朝鮮薊、韭蔥、青花菜、小麥、燕麥和黃豆都是很好的益生菌來源。

4. **有助減輕和維持體重**：增加纖維的攝取量，是一種最聰明也最簡單的減重方法。含有膳食纖維的食物能減緩消化過程，提供更快、更持久的飽足感。可溶性纖維的體積會膨脹，無須吃下過多食物就能感到飽足。研究顯示，增加纖維攝取量可降低熱量的攝取。吃下更多纖維，熱量的攝取反而隨之減少，這在數學上看似不可能，卻是纖維神奇的地方。纖維本身沒有熱量，所以富含纖維的食物（青花菜、菠菜、芹菜、高麗菜）熱量很低。

3. **消炎**：膳食纖維可以間接和直接降低發炎的程度。纖維能緩和促進發炎（inflammatory triggers）的情況，如高血糖、腸道壞菌與高濃度 LDL 膽固醇，所以可以間接減輕全身性的發炎。比較直接的消炎機制尚未完全釐清，但是有幾個可能的原因。首先，高纖食物一直被認為與降低發炎指標（inflammatory markers）之間存在著關聯，例如已知跟慢性發炎有關的 C 反應蛋白。膳食纖維也會降低脂質氧化，減少自由基的產生。除此之外，許多富含纖維的食物也充滿了抗氧化劑、營養素與礦物質，這些都能抵消發炎作用。例如全穀物含有數種礦物質，包括鋅與硒，這兩種礦物質都已證實能降低氧化壓力。膳食纖維減輕發炎的淨效應，為對抗傳染病與呼吸道疾病提供強大的保護力。

2. **預防癌症**：不論有無自覺，我們每天其實都吃進了各種致癌物。加工肉品、燒烤肉類、非有機農產品（因殺蟲劑殘留）、含有化學添加物的食物與飲料等，只是致癌物進入身體的一部分方式。好在只要多攝取纖維，就能讓致癌物對身體造成長期傷害之前，將之排出體外。據信纖維會跟致癌物與其他毒素結合在一起，跟著糞便一起排出體外。膳食纖維的黏稠特性可降低腸道致癌作用，也就是預防癌症的形成。

最後一點是多攝取纖維最大的好處：

1. **降低罹患巴瑞特食道症與食道癌的風險**：2015 年 10 月，一份發表於《食物科學與營養學》（*Food Science and Nutrition*）的研究指出，攝取膳食纖維「與降低罹患巴瑞特食道症與食道癌的風險顯著相關」。身為耳鼻喉科醫生，我看過太多病患的人生被食道癌前病症與惡性組織打亂，因此纖維的這個好處格外珍貴也令人振奮。同時也證明了每日飲食的確可以改變健康與人生。這份研究進一步指出，高纖食物中常見的肌醇六磷酸（inositol hexaphosphate）具有抗癌效果（至少在食道是如此）。研究也顯示，肌醇六磷

酸可限制食道癌細胞的增長、刺激癌細胞死亡，藉此抑制
食道癌細胞的增加速度。

▌ 填補纖維缺口

如你所見，高纖飲食是有益健康的基本原則，無論有沒有胃
食道逆流皆然。身為低酸守門人，增加纖維攝取量的重要性。僅
次於不吃酸性食物。如果你目前每日的飲食僅含 10 到 15 克的纖
維（多數美國人的平均攝取量），或許會很想知道如何才能達到建
議攝取量，也就是 25 到 35 克。我設立了兩個簡單而明確的規
則，可幫助你達成目標：

① 每天攝取 454 克+酸鹼值高於 5 的蔬菜，一半生吃

蔬菜是食物界的三棲明星：富含其他地方找不到的礦物質與
營養素、熱量極低、美味又有飽足感，而且充滿纖維。雖然每一
種食用植物都含有纖維，但是含量各異。朝鮮薊、青花菜、胡蘿
蔔和菠菜只是其中幾種絕佳的纖維來源。

每天吃 454 克蔬菜，一半熟食、一半生食，份量相當於兩杯
蔬菜（未煮熟的測量結果）。蔬菜生熟都吃，可確保你獲得更多種
類的抗氧化劑。有些蔬菜煮熟之後提供更高濃度的抗氧化劑，例
如胡蘿蔔、蘆筍、高麗菜、香菇與菠菜（前提是蒸煮或水煮）。但
如果拿出冰箱就直接生吃，或許能攝取更多維生素 C。青花菜是

+ 為幫助讀者理解食材份量，本書將美制單位換算為公制，請參考下列單位換
  算：1 吋＝2.54 公分；1 磅＝454 克；1 盎司＝28.4 克；1 加侖＝3.8 公升；1
  夸特＝0.95 公升

營養素發電機,你應該試著生吃青花菜,偶一為之即見效果,因為生青花菜含有較高的蘿蔔硫素(sulforaphane,一種已知的抗致癌物)。吃蔬菜最重要的原則是每天至少吃 454 克,任何煮法都行,但最好一半生食、一半熟食。

在多數情況下,想達成每日最低蔬菜攝取量,最簡單的方式是不要只吃一種蔬菜。也就是說,每餐都應該吃多種蔬菜。請參考高纖沙拉(見 186 頁)。這道沙拉裡有蘿蔓萵苣、黃瓜、胡蘿蔔、青豆和生甜菜,光是這樣的組合就有將近 454 克的蔬菜和大約 8 公克的纖維。本書食譜的每道沙拉都包括約 454 克的蔬菜,希望能合你的胃口。我也鼓勵各位自行發揮創意,不要害怕混搭各種蔬菜。

② 每天生吃 227 克酸鹼值高於 5 的水果

水果是健康飲食不可或缺的一部分。蔬菜提供獨一無二的維生素與礦物質,水果也一樣。此外,水果可以補充水分、熱量低,還能提供豐富纖維(尤其是連皮一起吃的完整水果)。227 克水果差不多是水果切塊或切片、裝成大約一杯的份量,或是能一手握住的中型水果,這樣即能滿足你的一日水果需求。大部分可以一手握住的水果,就相當於一顆中型水果。低酸飲食法介紹的奶昔都至少含有 250 克的水果。不過,這些原則都是基本建議,並不妨礙你食用更多蔬果。

當你的食用量符合上述目標,就可以達到、甚至超越每日建議的纖維攝取量。如此一來,無須特地去檢視纖維攝取量夠不夠,只要每天食用的蔬果達到低標就沒問題了。低酸飲食法的其他食物也能幫助你增加纖維攝取量。你將會吃到大量堅果與種子（搭配水果），用全穀物和豆類搭配蔬菜。下表列出各種富含纖維的常見食物，對胃食道逆流的人格外有益。但請注意，莓果雖然富含纖維，卻屬酸性。第 3 部將會討論如何利用鹼性食物來中和或降低莓果的酸性。

蔬菜	穀物	水果	堅果／種子	豆類
● 青花菜 ● 球芽甘藍 ● 甜菜 ● 蘆筍 ● 馬鈴薯 ● 胡蘿蔔 ● 黃瓜 ● 海菜 ● 各種綠色葉菜	● 糙米 ● 燕麥與麥麩 ● 全穀麵包 ● 蕎麥 ● 大麥 ● 黑麥	● 蘋果 ● 莓果 ● 香蕉 ● 酪梨 ● 梨子	● 杏仁 ● 核桃 ● 亞麻籽 ● 葵花籽 ● 胡桃	● 扁豆 ● 鷹嘴豆 （又名「雪蓮子」） ● 皇帝豆 ● 豌豆

　　這張表格只列出天然食物的膳食纖維來源，並不包括美達施（Metamucil）與味如嚼紙板的穀麥棒（granola）等加工過的纖維來源。原因有二，第一，我想鼓勵大家少吃充滿化學添加劑與酸性防腐劑的加工食品，也就是以盒子、瓶子等包裝過的食品。到生鮮區與散裝區購買穀物、種子、豆類等食品（通常價格較便宜），就是為飲食增添完整、富含纖維食物最直接的方法。

　　第二個原因是我在本章一開始提到的「營養素的天然組合」，富含纖維的食物本來就有完整的營養素；不需要特別要求，就能得到營養滿分的食物。更重要的是，完整新鮮的食物所提供的維生素、礦物質與營養素都是天然有機的，並非來自工廠或實驗室的外力添加。無論怎麼補充營養補給品，都無法提供如此完整的營養素。當你遵循低酸飲食法增加纖維攝取量時，永遠要把蔬果當成首選。

NOTE

掌握酸鹼值
破除酸鹼平衡與
健康食物的迷思

源自植物與動物（尤其是食用大量植物的動物）的食物，所提供的微量營養素有個重要特性，那就是幫身體維持酸鹼平衡。只不過，並不是你吃進肚子的東西會直接影響酸鹼平衡（事實上，這也是我將在本章討論的大眾迷思之一），而是均衡飲食能確保身體獲得所需的調整。身為低酸守門人，你可以正確使用酸鹼值來建立最佳飲食：目的並非維持身體的酸鹼平衡，而是控制攝取酸鹼值較低的天然、加工食品數量，此類食物會導致呼吸消化道的器官發炎。這件事不難達成，事實上，這是幾天之內就能建立的習慣。不過你必須先對酸鹼值有些了解。

了解酸鹼值

你應該已經知道，酸鹼值是測量食物酸性的衡量標準。更重要的是，你必須知道酸鹼值會對身體的器官、體液與功能造成微妙的影響與衝擊。食物的酸鹼值，在某些方面來說，可能影響你的身體，但有些方面又不會。身體有些功能無法透過飲食來控制。例如，健康的人類血液酸鹼值永遠落在 7.35 到 7.45 之間。腎臟負責維持血液的酸鹼值，透過尿液排掉過多的酸；此外還有經由呼氣排出二氧化碳（氧合作用的副產品）的肺臟。

血液有一套可靠的機制來維持正常酸鹼值，但是你全身上下的器官酸鹼值各異，每個器官功能不同，理想酸鹼值也不一樣。舉例來說，皮膚的酸鹼值約為 5.5、呈弱酸性，目的是為了抵禦病原菌。唾液的酸鹼值是 6.5 到 7.5、偏鹼性，為了讓進入口中的酸性食物稍微鹼化（或中和），防止牙齒的琺瑯質在咀嚼食物時被酸性物質侵蝕。正常的胃是高酸環境，酸鹼值介於 1.0 到 4.0 之間，有利於食物的分解與消化，少了這個過程，食物的營養素就無法被身體吸收。

不同於血液的酸鹼值，身體其他地方的酸鹼值會受到飲食、生活型態與習慣的影響。譬如說，我們吃喝的東西、有無吸菸或吸毒、每天的壓力程度，以及運動和睡眠習慣。當酸鹼值不在理想範圍之內，健康就可能受到損害。我們無法透過驗尿或驗血來測量每一個器官的酸鹼值（其實也無此必要），但我們可以用聰明的飲食選擇與健康的生活習慣，來控制自身跟酸的接觸。長期目標為阻擋或減輕氧化壓力。終極目標則是讓受到酸害的組織有機會康復。膳食酸的管理會帶來許多健康益處，包括降低對食物的強烈渴望以及罹患慢性病的機率。我們可以把酸鹼值變成有用的工具，方法是提供身體最佳運作所需的燃料與營養素，並且遠離添加物、有害化學物質，以及天然酸性無法被中和的特定食物。第一步便是建立正確的認知。以低酸守門人的術語來說，即建立

「低酸意識」（AWareness）。[+]

▍終結酸鹼值迷思

遺憾的是，非科學與醫學領域的人，往往嚴重誤解身體的酸鹼值、飲食、體重與健康之間的關係。原因就出在「酸」這個字。雖然使用的是同一套酸鹼值標準，但是「酸鹼平衡」，跟胃酸平衡或膳食酸平衡並不相同。（胃蛋白酶是區分膳食酸平衡與酸鹼平衡的關鍵。）可惜的是，不求甚解的詮釋與應用，催生了各式各樣推廣「鹼性」飲食的營養計畫，這些計畫或許能為部分消費者帶來一般性的幫助，但是對胃食道逆流患者沒有益處。

嘗試過鹼性飲食或酸鹼平衡飲食的胃食道逆流患者數以百萬計。這些飲食計畫都標榜恢復酸鹼平衡能對抗酸性環境，作法是減少導致膳食酸超載的「酸性」食物（酸鹼值低於 7）。這種飲食法宣稱的好處不計其數，包括減重、增加體力、不易罹患多種慢性疾病等。

許多以酸鹼值為主的減重方法也宣稱鹼性飲食能幫助血液恢復正常的酸鹼值。以生物學來說，這是不可能的。你無法透過飲食去改變或「平衡」血液酸鹼值。維持血液酸鹼值恆定的是一種自我調節機制，這種機制仰賴體內酸性「緩衝器」之間的溝通：血液、腎臟與肺臟。在健康的身體裡，血液的酸鹼平衡早已獲得妥善照顧，跟飲食無關。血液的酸鹼值也不像許多鹼性飲食法所

[+] 譯註：Acid Watcher 的縮寫是 AW，故 AWareness（原意為「意識」）首兩字大寫。

稱，能透過石蕊試紙、驗尿或任何形式的家用設備予以測量。有些飲食法要求定期驗尿，然而尿液或許能反映出當天攝取了酸性物質，卻無法證實身體有任何部位發生酸害，尤其是胃腸道或呼吸器官，也就是最亟需修復的酸害部位。

提倡鹼性飲食法的營養學家或營養師還有另一個嚴重的錯誤觀念：去除「酸性」宏量營養素（如動物性蛋白質）可減輕酸性超載、促進健康。人的身體可是比上述說法複雜許多，面對營養素缺乏時，身體的回應方式不一定如你所料。如果你有胃食道逆流問題，減少攝取營養素絕對不是你該做的事。

了解上述重要觀念能使你成為有智慧的低酸守門人，不會將寶貴的時間（或金錢）浪費在測量酸鹼值之上，因為你知道低酸飲食的重點是減輕酸害與發炎，而非控制血液和尿液的酸鹼值。你也知道不該阻斷攝取對人體相當珍貴的宏量營養素，以利幫助、甚至加速治療長期酸害。

✚ 酸鹼值與微量營養素有何連結

工業革命發生後的 150 年間，二氧化碳排放量上升，導致海洋酸鹼值從 8.2 下滑到 8.1。依此推論，與工業革命之前相比，現在從海裡捕撈的海鮮酸性較高（雖然我們食用的海鮮大多是養殖品種），因此微量營養素的組合也比較少。但就算今日的野生魚類酸性可能比以前高，他們依然為低酸守門人和一般民眾提供了豐富的健康益處。尤其是美國，魚類的攝取量低於地中海和全球其他地區。美國人攝取的動物性蛋白質以紅肉和雞肉為主。身為低酸守門人，你應該要對你家附近傳統市場或超市所販售的鮮魚種類，建立正確認知。

———————

低酸守門人如何評估飲食常識跟趨勢

　　當然，有些飲食傳聞是真的，甚至通過了時間考驗與科學檢視。例如，地中海飲食確實有益健康（不過胃食道逆流的人需要做些調整，稍後說明）。這種受歡迎的飲食法反映了地中海盆地國家的飲食習慣，包括西班牙、法國、義大利、希臘與中東地區在內。傳統上，地中海飲食的特色是攝取大量冷壓初榨橄欖油、堅果、當地種植的季節蔬果、豆類與全穀物，適量的魚類、雞肉與非乳製品，以及少量紅肉、加工肉品、甜食與加工烘焙食品。同時會喝葡萄酒佐餐，通常是紅酒。這種飲食法能增加抗氧化劑與不飽和脂肪的攝取量，尤其是單元不飽和脂肪酸；單元不飽和脂肪酸與長壽和全身性健康呈現正相關。舉凡癌症奇蹟般痊癒、地中海偏鄉居民極度長壽等軼事、證據不勝枚舉，通常都歸功於飲食習慣。

　　此外諸多具體科學實證也指出，地中海飲食可預防低度發炎。低度發炎會引發心血管疾病、肥胖症和胰島素抗性（第二型糖尿病的前兆）。地中海飲食不但有助於預防上述疾病，也證實對這些病症具有療效。為了改善心血管健康，改變飲食習慣永遠不嫌晚；地中海飲食為這句老生常談做了最好的示範。研究顯示，只要採取地中海飲食三個月，就能對 55 到 80 歲的人產生正面影響！要證明地中海飲食和預防癌症之間的關聯比較難，但是我們確實知道紅肉和加工肉品的高攝取量，與罹患直腸癌的高風險有關。吃地中海飲食，罹患直腸癌的風險較低，糖尿病跟高血壓亦然。地中海飲食中的乳製品可能也發揮了保護功能。

　　還有一種鼓舞人心的得舒飲食（Dietary Approaches to Stop Hypertension，簡稱 DASH）。得舒飲食出現於 1990 年代，目的是降低心血管疾病。得舒飲食吸引了一批追隨者，因為不僅可減輕心血管疾病的症狀，體重也會隨之下降。地中海飲食與得舒飲食的差別在於，得舒飲食鼓勵攝取對心臟有益的脂肪（Omega-3 與 Omega-6）以及補充維生素 D。不過，地中海飲食本來就富含維生素 D，因為地中海地區日照的時間比內陸長，所以沒有必要另外補充。

　　本書低酸飲食法的原則之一也納入了這兩種飲食法：每天 454 克蔬菜與 227 克水果。地中海地區代代相傳的飲食習慣，再加上 1990 年代早期問世的得舒飲食，代表我們的低酸飲食法確實有效。

地中海飲食該注意的事

　　如果低酸守門人不知道地中海飲食該注意的事就予以採用，絕對是弊多於利。地中海飲食有幾種主食雖然充滿營養，卻含有必須避免的高酸成分：葡萄酒、番茄、醋、檸檬，以及兩種妨礙消化的食物：洋蔥與大蒜。其中對胃食道逆流最不利的是葡萄酒（我的建議是保養期可以偶爾小酌用龍舌蘭做的烈酒〔龍舌蘭酒〕，或是以馬鈴薯或玉米為原料的烈酒〔伏特加〕）。

　　修復期必須戒吃番茄、洋蔥、大蒜、醋與柑橘類，讓受酸害的食道與喉嚨組織慢慢康復。但是別擔心，在這個階段，大蒜、醋與柑橘類的調味可用鹽膚木（sumac）、阿魏（asafetida）、香薄荷（savory）等乾燥香草取代，還有低酸守門人的御用調味料──布萊格胺基酸醬油（Bragg Liquid Aminos，一種有機無鹽醬油）。保養期只要做一些調整，就能食用番茄、洋蔥與大蒜。無籽黃瓜可中和番茄的酸性。如果洋蔥和大蒜不會讓你胃酸逆流，可以高溫烹煮後再食用。

　　我的低酸飲食法保留了地中海飲食中比較有用的原則。低酸飲食法以天然的方式對抗發炎，提高了抑制自由基的可能性；豐富的纖維，既有飽足感又能幫助減重；富含抗氧化劑，能幫助你打擊自由基。低酸飲食法比地中海飲食更棒，因為膳食酸的含量很低（無論是天然或化學添加）。如同先前所述，膳食酸會導致全身性的慢性發炎，尤以呼吸消化道為最。

✚ 最強的飲食法，也不敵加工食品：尼科特拉的教訓

　　1960 年代，科學家著手研究與比較地中海飲食對心血管健康的益處，這份重要的研究就是後來人稱的「七國研究」（Seven Countries Study）。由於地中海沿岸國家在文化、經濟，甚至飲食偏好上不盡相同，因此科學家從中選擇了四個地區：希臘的克里特（Crete）與科孚（Corfu）、克羅埃西亞的達爾馬提亞（Dalmatia），以及義大利中部的蒙泰焦爾焦（Montegiorgio）。這些地區各自代表飲食上的細微差異：希臘飲食使用橄欖油的比例最高，水果也吃得多；達爾馬提亞吃魚

的比例最高；義大利飲食富含蔬菜。七國研究的時機頗具先見之明，當時這些地區雖然在二次大戰的蹂躪後慢慢重建，但是高脂、高糖、高加工的西方飲食尚未入侵；西方飲食要到 1970 年代才開始橫掃工業國家。當時，七國研究的發現也用來評估其他歐洲國家的飲食，目的是進一步了解飲食與心血管疾病的關係。

不過，真正有趣的研究結果直到 1996 年才出現。當時的研究人員回到了義大利蒙泰焦爾焦地區的寧靜小鎮尼科特拉（Nicotera，七國研究的原始研究地點之一）。原始研究發現，地中海飲食對尼科特拉的居民有正面影響，包括較低的心血管疾病發生率；但 1996 年的研究發現令人憂心的結果：尼科特拉居民的心血管疾病、癌症與其他發炎性疾病的發生率都上升了。跟全世界和其他歐洲國家一樣，他們的慢性疾病也呈現上升趨勢。

對於尼科特拉 30 年來的劇烈變化，科學家有何推論？35 年來，居民漸漸遠離標準地中海飲食，增加攝取加工、烘焙與含糖食品。研究並未在此止步。有些居民同意恢復原本的地中海飲食半年後，果然得到令人振奮的結果。持續地中海飲食一段時間後，受試者的體重、BMI、腰圍、腰臀比與體脂肪都下降了。

看來飲食趨勢果然會帶來深遠的影響，無論是進步或退步都一樣。

█ 檸檬汁與醋，對胃食道逆流有益？

醋與柑橘類是低酸守門人的剋星，這點或許會令你感到訝異。如果你常為胃食道逆流所苦，肯定聽過有人建議用少許蘋果醋或檸檬汁來舒緩症狀。我的病患對於什麼該吃、什麼不該吃感到無所適從，幾乎天天都有病患問我這樣的問題：「喝蘋果醋對胃酸逆流有幫助嗎？聽說是一種自然療法。」或是「檸檬汁真的能治療火燒心嗎？」

這些問題的根源始於逾半世紀前、一個毫無根據卻漸漸獲得關注的假設：被誤導的「鹼渣」理論（alkaline ash theory）。鹼渣假設（以及持相反立場的酸渣假設）認為食物消化之後，會依照礦物成分在體內形成酸性或鹼性殘渣。例如，檸檬消化之後會留下鹼性殘渣，因此對身體的鹼化有幫助。據稱蛋白質與穀物會留下酸性殘渣，進而導致骨骼流失鈣質。這些理論引發譁然，但是否真能調節身體的酸鹼值或治療任何病痛，尚待科學驗證。

鹼渣理論對胃食道逆流患者的傷害特別大，因為它沒有考慮到會對喉嚨與食道造成傷害的是食物本身，而不是食物殘渣。結果，喝檸檬水被吹捧成火燒心的有效偏方，甚至是一日之初的活力來源。但最新的研究指出，喝下檸檬水的那一刻，喉嚨裡的胃蛋白酶立即被活化。如前所述，胃蛋白酶是胃裡面的一種酵素，主要功能是分解蛋白質，具有兩種狀態：活化與非活化。基本上，非活化狀態的胃蛋白酶在胃裡「休眠」。一接觸到酸（如檸檬水或蘋果醋），胃蛋白酶就會活化或甦醒。這時它會開始上工，像用餐後那樣消化胃裡的食物。

　　胃蛋白酶會四處漂浮，所以胃食道逆流患者身上曾出現過胃蛋白酶受體的地方包括食道、聲帶、氣管、肺、鼻竇，甚至還有中耳！胃蛋白酶分子跟著少量胃酸來到喉嚨之後，就附著在喉嚨和食道上。胃蛋白酶在喉嚨停留的時間極長，不斷重複關閉和啟動「休眠模式」。每當你喝下檸檬汁、汽水或蘋果醋，胃蛋白酶就會「醒過來」，開始侵蝕脆弱的喉嚨組織與食道內膜，導致這些部位嚴重發炎。這種情況很像在傷口上倒酸液。唯有一種方法可以終止這種侵蝕循環，那就是讓胃部以外的胃蛋白酶維持非活化狀態。攝取檸檬水或醋等酸性物質會活化胃蛋白酶分子，導致發炎的範圍遠遠超過胃部。

　　雖然我們知道被酸活化的胃蛋白酶會導致發炎，但是沒有證據顯示酸性食物消化之後的「鹼渣」對整體健康有任何益處。對低酸守門人來說，聲稱檸檬汁與蘋果醋是胃食道逆流的「天然療方」，非但錯誤，甚至危險。

　　還有一個關於胃蛋白酶的重要常識：胃蛋白酶在酸鹼值 1 到 4 的環境裡，活化程度最高；酸鹼值高於 5，活性就會愈來愈低。胃食道逆流的人必須小心，因為「與組織結合」的胃蛋白酶每次碰到酸鹼值低的食物，都會被重新活化。（也因此胃食道逆流的人不適合鹼渣飲食；鹼渣飲食忽略了食物本身的酸鹼值會影響喉嚨與食道內的胃蛋白酶。）在低酸飲食法的修復期，只能吃酸鹼值高於 5 的食物，目的是全面抑制胃蛋白酶活性，並讓食道與喉嚨組織得以修復。進入保養期就可以吃酸鹼值低於 4 的食物，飲食選擇更加豐富。

戒除酸性惡習，
建立降酸習慣

　　掌握酸鹼值是降酸、體重管理與長期健康的必要條件。另一個關鍵步驟是為自己制定一套減輕壓力、改善睡眠與運動的生活習慣。對低酸守門人來說，擺脫會讓病症更嚴重的惡習一樣重要，例如抽菸、喝某種飲料、很晚才吃豐盛晚餐或宵夜等。

　　如果你的身上已出現酸害，我敢說你一定具有致使酸害惡化的習慣。本章將探討最常見的壞習慣與錯誤，唯有戒除它們，才能開始修復；同時也會討論有哪些作法能幫助你維持未來可期的進展。

✚ 完美「酸害」風暴：琦拉的故事

　　我的病人之中不乏歌手、演員等仰賴「聲音」工作的專業人士，對他們來說，聲帶不只是重要的器官，也是千錘百鍊的生財工具。歌手特別注意聲音的變化，對於排練或演出時的任何不適都相當敏感（如沙啞、呼吸急促、喉嚨不順等）。正因如此，他們對上呼吸道酸害的感受比一般人更加強烈，想要消除病痛的心情也特別急切。

琦拉就是如此。22 歲的她就讀於大學文學院，主修音樂劇。她在試鏡時發現自己的聲音愈來愈虛弱，高音域也唱不上去。她說自己喉嚨經常有痰、常清喉嚨，早上尤其嚴重，但是並無吞嚥困難或腹痛等症狀。她做了過敏測試，結果是陰性。喉頭檢查找到了問題：聲帶有不對稱的腫塊，而且聲帶周圍紅腫。腫塊與紅腫導致聲帶無法完全閉合，空氣從腫脹聲帶的縫隙漏出，因而削弱了琦拉的聲帶震動，使她無法唱出想要的聲音。

從琦拉描述的飲食習慣與日常作息，能看出造成這種情況的可能原因。她每天早上為了提神，會喝低卡可樂，吃奶油起司焙果。雖然琦拉不喝茶或咖啡，但是她一天會喝兩三罐低卡可樂，偶爾吃巧克力，嘴裡還經常含著可讓口氣清新的薄荷糖。週末時喝點小酒，主要是葡萄酒和啤酒。我也發現其他明顯的膳食酸超載跡象：琦拉每天中午吃的沙拉充滿番茄、洋蔥或大蒜，而且用含醋的沙拉醬調味。她晚上在餐廳打工，下班後才吃晚餐，時間往往已是深夜，吃完後回家立刻倒頭就睡，結束一整天的辛勞。不工作的晚上，琦拉都忙著排練或表演。登台表演時，琦拉偶爾會抽一根大麻菸紓解緊張。表演結束後，隨便吃片披薩或外帶中國菜回家當宵夜。

儘管她的飲食或生活習慣似乎對健康沒有明顯危害，卻會產生一種累積效應。晚餐時間太晚，而且吃完不久就上床睡覺，很容易造成膳食酸超載。別忘了胃需要 3 到 4 小時才能完成消化。如果你在這段時間內躺下，重力會使胃裡消化到一半的食物（外層被胃酸包覆，內部也充滿胃酸）往上逆流到食道和喉嚨，而不是往下進入它們該去的小腸。琦拉偶爾吸大麻，或許能減輕壓力，卻對脆弱的聲帶沒什麼好處。吸任何一種菸都會使聲帶、喉嚨、肺部與食道極度容易發炎。附著在這些地方的胃蛋白酶全都伺機而動。

琦拉早上喝含咖啡因的碳酸汽水，無異於火上加油。汽水會讓位在胃腸道底端的下食道括約肌鬆弛，同時活化上呼吸道裡的胃蛋白酶。這是一場酸超載的完美風暴。雖然除了酸害之外，琦拉可說是一名健康的年輕女性，但酸害不僅影響了她的演出水準，也會引發更多健康問題。

戒菸（任何形式的菸都要戒）

除非過去 50 年來你都住在與世隔絕的偏遠洞穴或外太空，否則一定知道吸菸足以致命。應該不需要我幫你複習吸菸在身體裡引發的毀滅過程吧。吸菸與慢性和致命疾病（包括癌症）之間的關聯，在科學、醫學與通俗文學作品中早有豐富記載。吸菸會影響你身旁的人（二手菸已證實會影響身旁不吸菸的人，尤其是容易罹患氣喘的兒童），也會腐蝕你的外貌與活力（吸菸加速老化）；吸菸的影響無孔不入，悄無聲息。

低酸守門人絕對不能吸菸，這個限制毫無商量餘地。讓我用簡短的統計數字說明吸菸與酸害的直接關聯：酸害百分之百會找上吸菸的人。換句話說，如果你吸菸，你的整段呼吸消化道都會罹患胃食道逆流疾病，從咽喉到阻擋胃酸進入食道的下食道括約

肌，無一倖免。吸菸已被證實是下列癌症的危險因子：食道腺癌
（下食道括約肌的癌症）、食道鱗狀細胞癌（食道中段與上段的癌
症）與食道胃接合部癌（發生於下食道括約肌接合部的癌症，該
組織位在下食道括約肌下方，區隔胃與食道）。

　　菸草的煙和尼古丁，會對這些器官造成生理傷害（若有喝酒
的話，情況會更加嚴重），這些傷害有些來自化學變化，有些來自
物理變化。我們知道尼古丁對食道粘膜有負面影響，因為尼古丁
會製造自由基，導致氧化壓力。煙對咽頭粘膜也有類似的影響，
可能傷害咽頭的感覺末梢。這或許能解釋吸菸者的上食道括約肌
為何往往較為鬆弛，導致食道黏液有機會逆流至喉嚨，溢出到聲
帶、甚至肺部，造成典型的火燒喉與隨之而來的症狀：聲帶腫
脹、吸入（窒息感）、聲音沙啞、咳嗽。

　　香菸的煙和尼古丁，也會讓吸菸者容易罹患胃食道逆流，因
為兩者會使下食道括約肌排減壓力的速度變慢，導致胃酸有機會
逆流到食道，破壞食道的清除機制。因此，吸菸者**同時出現**火燒
喉與火燒心的可能性比較高。

　　還有一種煙對胃酸逆流的人有害，來自一種名為大麻（*Cannabis sativa*）的植物，也就是大麻菸的原料。身為低酸守門人兼醫生，
我很擔心大麻在食道癌上升趨勢中所扮演的角色，尤其是對我們
來說，這種流行的娛樂藥物是全新的未知領域。在美國，吸大麻
的人絕對沒有吸菸的人多：吸大麻的人數約為 1,800 萬，吸菸人
數約為 4,210 萬。此外，根據《新英格蘭醫學期刊》，吸大麻者消
耗的大麻量，低於吸菸者消耗的香菸量。不過，雖然整體而言，
吸菸人口從 1970 年代至今呈現下滑趨勢，但是在未來數十年內，

人們取得大麻的機會將會增加。醫療和娛樂用大麻的合法化運動，在 1996 到 2014 年間有了長足進展，美國已有 23 個州的大麻使用，採取有條件合法化。大麻不只擁有大眾支持，最近有一份針對醫療專業人員的調查顯示，76%的受訪者支持醫療用大麻，相比之下，支持大麻合法化的美國一般民眾占 54%。

低酸守門人絕對不能考慮在醫療上使用大麻。事實上，大麻的致癌性比菸草更強，足以造成呼吸消化道的全面性發炎：嘴巴、舌頭、聲帶、肺、食道，甚至膽囊。動物實驗研究也發現，大麻會加速異常細胞的生長。一支大麻菸的焦油含量是一支香菸的 4 倍，這或許能解釋為什麼吸大麻的頻率就算低於香菸，卻能產生相同的長期效果。

大麻的成分會活化大腦與胃腸裡的特定受體，兩者交互影響。大腦的受體受到刺激之後，不但會製造出飄飄然的感覺，也會鬆懈原本防止吸入與胃酸逆流的反射作用。哺乳動物大腦中製造愉悅感的受體，也會影響進食行為的調節，使人產生對食物的渴望，也就是大麻使用者所說的「嘴饞」（the munchies）。因此，大麻間接導致過多的熱量轉化為脂肪組織。我們都知道體重增加，尤其是腰圍漸寬，會引發胃食道逆流與多種代謝問題。

▌戒喝葡萄酒

請戒掉葡萄酒，尤其是白酒（酸鹼值 3.3），白酒的酸性高於紅酒（酸鹼值 3.5）。其他酒類的攝取也須限制。

這一點很難做到。我們都聽過葡萄酒的健康益處，尤其紅酒含有抗氧化劑，可預防心血管疾病，還能加強歡愉感。喝紅酒

（至少對某些人來說），乃人生一大樂事。地中海飲食與高級料理不能沒有備受推崇的葡萄酒，葡萄酒也是美食家首選飲品。遺憾的是，它會為胃酸逆流的人帶來毀滅。

葡萄酒的酸鹼值介於 2.9 與 3.9 之間，不論在修復期或保養期都應禁止。攝取其他酒類也須謹慎。保養期的飲食可適量加入龍舌蘭酒、以馬鈴薯為原料的伏特加（包括但不限於蕭邦、Spud、LiV 等品牌），或是以玉米為原料的伏特加（包括但不限於 Tito's、Balls 等品牌）。但是切記酒精會刺激胃部分泌「胃泌素」（gastrin）和胃酸，胃泌素是一種誘發胃酸分泌的荷爾蒙。酒精除了使反射變慢，讓舌頭變鬆，也會延長胃酸停留在消化道的時間。酒精導致下食道括約肌變得鬆弛，使胃酸有機會進入不該去的地方。食道肌肉的反射，變得跟醉酒時的腳步一樣搖晃不穩，也減弱了用唾液來中和酸液的能力。研究也顯示酒精會讓食道運動（或蠕動）嚴重變慢。總之，酒精不但會鬆開下食道括約肌，也會削弱食道運動，讓食道對傷害毫無招架之力。

更糟的是，有研究發現**菸酒不忌的人**，同時使用菸草與酒精的話，應當心對呼吸消化反射造成的傷害倍增。所以如果你有吸菸、喝酒的習慣，胃酸逆流症狀會加倍嚴重。

▌減少咖啡因，戒除一切碳酸飲料

如果你每天早上都要來杯咖啡，我相信這個限制已讓你感到退縮。如果你從尼克森總統執政時期到現在，天天都要喝 6 杯咖啡，現在大概已陷入恐慌。請放鬆，做個深呼吸。先從咖啡減量開始會比較簡單。幸而咖啡的戒斷症狀雖然不太舒服，但是只會持續短短幾天，一旦症狀消失，你會發現自己比以前依賴咖啡的時候更有精神。

修復期禁喝咖啡的理由完全站得住腳，如下所示：

首先，咖啡含有刺激性的咖啡因，咖啡因含有甲基黃嘌呤，這種化學物質也出現在茶、含糖汽水與低卡汽水、巧克力和多種處方藥物中。甲基黃嘌呤已證實會導致下食道括約肌鬆弛。

對低酸守門人來說，這點或許是不該喝咖啡更重要的原因：咖啡會刺激胃酸分泌。當你喝下咖啡，充滿咖啡因的液體滑入食道時，不但會喚醒胃蛋白酶受器，還會隨著胃酸逆流造成酸害加劇，尚未消化的食物也會被進一步酸化。因此，修復期必須完全戒除咖啡因，讓受損的組織得以修復。咖啡禁令也涵蓋無咖啡因飲品（decaffeinated），因為沒有一種無咖啡因飲料是真正不含咖啡因的。不過，保養期可以恢復攝取少量的咖啡與茶。

我對碳酸飲料的禁令比較沒有彈性。所有的碳酸飲料，無論是含糖汽水（最為危險，酸性高以外，還添加了會干擾胰島素的高果糖玉米糖漿）或是無糖、無咖啡因的碳酸飲料，全都禁止飲用。無論是否含有咖啡因、糖或代糖，碳酸化的過程本身會產生兩種作用：第一，稍微降低飲料的酸鹼值，因此會增加酸性並刺激胃蛋白酶活性。導致整個胃腸道都會感到疼痛，而且每喝一口都會引起發炎。

第二，跟非碳酸飲料相比，碳酸飲料的氣泡會使胃膨脹兩倍。想像一下你的胃像氣球一樣膨脹破裂，內容物飛濺到旁邊的食道那種慘況。含糖汽水與低卡汽水會腐蝕食道與鄰近的脆弱組織，包括聲帶，簡直跟直接喝車用電瓶裡的酸液一樣可怕。

▊ 向加工食品說不

還記得第二章提到，食道癌的趨勢從鱗狀細胞癌（好發於食道上段）轉變成食道腺癌（好發於食道下段），主要是因為美式飲食或所謂的西方飲食自 1970 年代起發生了劇烈變化。大量的高加工、高酸、高成癮性、不健康的食物廣為擴散、唾手可得，舉凡包裝餐點、又鹹又油的零食、含糖汽水和咖啡等食物進入了我們的日常生活，只是比例不盡相同。加工食品充滿膳食界的邪惡軸心：鹽、糖與壞脂肪；有時被偽裝得很好，讓你完全吃不出來。低脂、低糖、低卡的新趨勢只是讓整體飲食情況（以及肥胖症的數字）雪上加霜。食品的加工程度增加，酸鹼值隨之降低，酸性升高。

當人們大力推廣和擁戴這些有害的食品趨勢之時，發源於加州的天然食品運動幾乎立刻發聲反對。該運動的發起人為美國傳奇主廚兼餐廳老闆愛莉絲・沃特斯（Alice Waters），她提倡回到以植物為主，高營養、天然、對環境友善的當地食材，建立了健康豐富的飲食。這項運動日漸茁壯（雖然成長的速度趕不上胃食道逆流病患增加的速度），並獲得記者、營養專家、醫生與美食作家的支持，包括麥可・波倫（Michael Pollan）、馬克・彼特曼（Mark Bittman）、邁克・莫斯（Michael Moss）、小兒耳鼻喉科醫師羅伯・盧斯提（Robert Lustig），以及主廚兼教育工作者安・庫珀（Anne Cooper）。雖然花了點時間，但是這項運動正慢慢成為主流。

1980 到 2000 年之間出生的千禧世代也加入了天然食品運動，拒絕商業化、充滿有害化學物質的加工食品，不再重蹈上一代覆轍、全盤接受並依賴加工食品，這種現象令人欣喜。對年輕人來說，這個趨勢充滿希望，讓天然無加工食品重新回歸我們的日常生活。

可惜的是，千禧世代尚未完全逃離膳食酸的有害衝擊。光是2015 年，我就為 9 名不到 30 歲的男性和女性診斷出巴瑞特食道症。若是 10 年前左右，這樣的人數會是值得注意的臨床發現。這些病患似乎都不知道他們攝取的食物與病痛之間有何關係，這一點跟過去幾個世代的病患一樣。但正如壞食物造成問題，好食物必定能解決問題。攝取正確的食物便能有效預防及治療。

低酸守門人必須記住，有些天然食品也經過加工，而且更加危險。此類食品包括經過醃製、裝瓶、發酵、防腐的醋、水果、蔬菜與動物性蛋白質。有些製作與保存食品的傳統方法，經過手工匠人與創意家廚的再發現與改造後，可能會變得更加美味。但如果你正在修復酸害，請盡量避免這些誘惑，因為它們都會活化胃蛋白酶。

▌睡前 3 小時切勿進食

嘗試低酸飲食法且成功的病患都說，在所有的飲食行為與限制之中，這一點最難做到。我們在進行社交活動、看電視、使用3C 產品，或是為了放鬆緊繃神經時，往往會大啖宵夜，簡直無法想像用別的方式度過漫漫長夜。

過去用來定義工作、私人生活，區分工作、私人時間的文化與經濟標準，已變得模糊。兼職與臨時的工作愈來愈多，規模龐大的全球化網路經濟也讓標準工作時間走入歷史。曾經理所當然的用餐時間，早上吃早餐、中午吃午餐、晚上吃晚餐，早已有了改變。時至今日，用餐時間更像是一種個人選擇，而不是一種群體經驗或期待。有時，深夜的晚餐，是一整天下來唯一能夠跟心愛的人共同享用的一餐，就算有違健康理論，但誰會願意放棄這個機會？

對低酸守門人來說，飯後立刻平躺或癱坐是一件危險的事，原因顯而易見。當你癱坐在沙發上時，重力會逆轉消化的方向，把胃裡的東西（此時已充滿胃液）送往上方，而不是下方。如果你的消化道下段本來就有胃酸逆流，已受傷的下食道括約肌將會大開方便之門，讓酸化的食物進入食道。因此，一天之中的最後一餐，早吃好過晚吃，「預防火燒心」是其中一個代謝原因。切記，你的胃需要 3 到 4 小時才能清空，所以低酸守門人的用餐區都應貼張如下告示：「廚房晚上 7 點半關閉。逾時不候！」

雖然實踐並不容易，但是每一個低酸守門人都必須戒掉吃宵夜的習慣。請將這當成修復酸害的第一步。別忘了，改變生活型態與飲食習慣，才能建立新的習慣與決心，逆轉酸害、維持健康飲食與均衡營養。

減輕壓力

1950 年代生於匈牙利的化學家、內分泌學家兼研究者漢斯・謝耶（Hans Selye）率先以**壓力**（stress）一詞來描述承受各種生理症狀的重症患者，他們的腦內發生化學變化，因此出現一連串的適應反應。謝耶借用這個物理名詞來表達病患所承受的心理折磨加上生理折磨，會使他們在創傷後病情加劇。他為「壓力」賦予一個較為正式的醫學名稱：一般適應症候群（General Adaptation Syndrome，簡稱 GAS）。身為內分泌學大師，謝耶知道壓力所致的荷爾蒙變化會引發多種疾病。謝耶先假設壓力會影響不同的大腦區塊，他特別感興趣的是傳遞化學訊息的皮質酮（corticosterone，又名類固醇激素）與多巴胺有何關係，以及兩者如何在病患體內製造出處理壓力的反應。

自數十年前謝耶著手探索心理與生理交會的病症，至今我們已深入了解壓力對身心健康的影響，尤其是對消化的影響。我對這個領域很有興趣，因為它跟胃酸和胃蛋白酶的產生、擴散，以及胃腸發炎和全身性發炎密切相關。

你或許會問，壓力既是源自中樞神經系統的化學反應，又將如何影響消化系統呢？這跟我們體內的微生物相（microbiota）有關，也就是調節胃部消化、影響整體健康的完整微生物（即細菌）生態圈。

微生物相（又稱微生物群系 microbiome）是住在我們身上的全體微生物，大部分住在內臟裡，享用源源不絕的營養。住在人類內臟的微生物約有一百兆，密度以結腸居冠。包括皮膚、陰道、呼吸道等部位，也各自有特定種類的微生物居住。微生物群落調節人體的部分重要代謝與生理功能，從生命之初的免疫系統開始。微生物相也透過各種機制調節其他重要的生理功能，例如能量消耗、飽足感和穩定血糖。腸道微生物不只跟免疫細胞有聯繫，最重要的是，跟大腦有所聯繫。

大腦和胃的關係是雙向的，因為中樞神經系統的信號變化會影響微生物相的組成，進而干擾從神經系統發出的信號。這樣的關係被稱為腦腸軸（Brain Gut Axis）。關於腦腸軸如何運作，以及對人類的認知發展、免疫、內分泌（脂肪儲存信號）、神經、消化與呼吸系統有何影響，還有很多需要探索的地方。但我們目前可確定兩件事：其一，腸道微生物群落失衡可能是一種感染源。其二，腸道微生物相的改變會影響腸道和免疫系統的代謝作用，最終導致多種胃腸疾病，包括胃食道逆流、胃潰瘍、食物過敏與不耐症（與抗原有關的不良反應）。此外，我們也知道壓力會釋出更多類固醇激素，而循環類固醇激素濃度上升所致的結果之一，即是胃酸與胃蛋白酶分泌量增加。對低酸守門人來說，壓力的害處尤為顯著，因為壓力會刺激胃酸與胃蛋白酶分泌，包括來自腸道微生物與「類固醇效應」（steroid effect）的刺激。

　　荷爾蒙與酵素的分泌量增加不容小覷。長期壓力導致的皮質酮與皮質醇（cortisol）濃度升高，後果不只是胃酸變多而已。皮質醇會激發飢餓感，造成許多人壓力一大就猛吃東西。更糟的是，長期承受壓力的人更有可能難以入睡或睡不安穩。睡眠品質不佳和完全沒睡，可說一樣糟糕。睡眠不足會導致飢餓肽（ghrelin）升高。飢餓肽是一種激發食慾的荷爾蒙，所以你睡醒後會吃得更多。睡眠不足還會讓瘦素（leptin）變少，這是負責飽足感的荷爾蒙。因此，一方面血液裡上升的飢餓肽濃度使你倍感飢餓，另一方面由於飽足感信號變弱了，就算你飽到呼吸困難也不會叫你關上冰箱，讓你繼續大吃特吃。

　　除此之外，當你處於疲憊與壓力狀態，從事健康運動的可能性也會降低，就算你知道自己應當運動，卻總能找到八百個不運動的藉口。

再者，30 多年來的科技進步，讓更多人從體力勞動轉為靜態勞動，具體來說，工作型態變成坐在辦公室打電腦（美國約有 25％的勞動人口用電腦工作）。當我們工作久坐，活動量隨之降低，消耗的熱量也會變少。心理壓力對增重來說是另一個打擊。研究顯示，當我們在工作上需要承受心理壓力而非生理壓力時，皮質醇等壓力荷爾蒙的分泌量會變多，導致我們即使肚子不餓也想吃東西。於是我們吃得更多，多攝取的熱量被轉化成脂肪。我們會隨著年齡增長愈來愈胖，腹部肥胖尤其明顯，結果，笨重的身體讓胃食道逆流更加有機可乘。請遵循以下的建議，長期下來，至少能幫你減輕壓力造成的部分影響。

▍改善睡眠品質

近幾十年來，睡眠管理問題愈來愈迫切，原因不外乎外在環境的諸多變化：工作上的要求、生活步調加速、伴隨全球化與現代化而來的社會壓力，在在都影響了我們的睡眠品質和時間。顯而易見，壓力會影響睡眠的時間長短與品質好壞，我們也知道睡眠不足與肥胖症之間存有關聯。睡眠不足會提升飢餓肽的表現（刺激食慾的荷爾蒙），降低瘦素的表現（提供飽足感的荷爾蒙）。換言之，睡得愈少，醒來之後就愈想吃東西，能抑制食慾的大腦化學物質卻變少了。因此除了改善飲食習慣，另一種解決方法是評估壓力，包括壓力對睡眠與體重的影響，以及如何跟醫療專業人員合作消除壓力。如果你正承受高度壓力、難以入睡又無法一夜好眠、無法維持健康體重，我強烈建議你諮詢家庭醫師。這些症狀很可能彼此相關，而且需要量身打造專屬的治療方法。通常會用到一種或多種療法：行為、藥物和運動。

　　與酸害有關的嚴峻醫療挑戰，必須同步搭配飲食才能加以控制。解決方法無須複雜，也不一定需要花費大把時間與高額費用。只要簡單改變習慣，例如採取音樂療法（睡前聽 20 分鐘輕鬆的古典樂）或是放鬆肌肉（呼吸運動），這些在家就能做的練習已證實能幫壓力極大的人改善睡眠品質，譬如飽受創傷後壓力症候群所苦的人。此外，運動永遠有助於減輕壓力、改善睡眠品質跟減重。

▎讓運動成為生活的一部分

　　運動有助於改善異常的睡眠模式或習慣。睡眠異常除了會干擾代謝功能，也可能增加罹患心臟病、高血壓、中風與第二型糖尿病的風險。在年長者身上（60 歲以上），失眠已確定是導致肥胖症與慢性疾病的風險因子。研究顯示，如果你晚上很難入睡，不妨先穿上慢跑鞋去跑步，沒有效果再嘗試睡眠輔助藥物。有一份隨機研究以這個年齡層的 60 名成年人為對象，發現有氧運動（每週 3 次，每次 1 小時，連續運動 12 週）可大幅改善睡眠的品質與時間長度。

　　對於有睡眠障礙的廣泛性焦慮症（Generalized Anxiety Disorder，簡稱 GAD）女性患者來說，短期的運動療法有助於入睡與延長睡眠時間，對焦慮症的其他症狀也有顯著改善。慢性疲勞症候群（Chronic Fatigue Syndrome，簡稱 CFS）是一種使人身心衰弱的疾病，患者持續有疲勞、疼痛、睡眠障礙、頭痛、注意力與短期記憶不佳等症狀，而且醫學無法解釋這些症狀。但是在經過連續 12

週的運動治療之後，內容包括走路、游泳、騎單車、跳舞等，慢性疲勞症候群的患者表示疲勞感的出現頻率降低了。

持之以恆、精心規畫的運動習慣（細節請見第 12 章）搭配低酸飲食法，可讓膳食酸的整體管理更加有效。眾所皆知，想要減重的話，運動與飲食雙管齊下的效果，勝過只做其中一種。研究也顯示，飲食搭配運動的減重方式，對健康的其他面向也有益處，例如壓力或憂鬱等社會心理因素；擇一為之遠不如兩者併行的效果。減輕身體與心理的負擔，都對逆轉酸害有幫助。

PART III

終生護胃計畫
改善酸害，增強代謝，常保健康

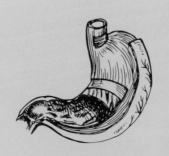

THE 28-DAY BLUEPRINT FOR REDUCING ACID DAMAGE, REVVING
UP METABOLISM, AND STAYING HEALTHY FOR LIFE

4 週修復期

　　歡迎進入低酸飲食法的修復期。從第一天開始就停止攝取導致發炎的酸性食物，你的身體將在為期 4 週的療癒計畫中慢慢自行修復。修復期的目的是修復受損的食道組織，這也是緩解症狀的關鍵第一步。

　　別擔心，你不是第一個嘗試 4 週低酸飲食法的人。在你之前已有數千人親自實踐，也確實獲得了足以改變一生的成果。完成 4 週修復期的病患都覺得自己變年輕了，體重最多減輕 10 磅（約 4.5 公斤），不再出現極度想吃某些食物的渴望，也沒有什麼都不能吃的剝奪感。當你從修復期進入保養期，將之轉化為日常生活型態、持之以恒之後，成果將更加顯著。我有幾位使用低酸飲食法的病患，6 個月就減輕了 20 磅（約 9 公斤）。除了消除逆流症狀，病患也提出了其他好處，例如 LDL 膽固醇濃度下降，減輕疼痛感，以及緩解類風濕性關節炎、牛皮癬等自體免疫疾病的症狀。

　　修復期的效果來自 5 大核心原則，以此為基礎調整個人飲食和行為，可幫助你消除或減輕發炎、食道與上呼吸道組織的酸害。這套綜合方法有機會消除酸害、修復組織，同時還能讓你慢慢瘦下來。隨著代謝系統增強，你的體力也會變好。但前提是你必須下定決心、全心投入，也務必注重執行的細節。至今，低酸飲食法的成效仍不斷令我的病患驚歎不已。

▌低酸飲食法原則 1：不吃激發酸性的食物

修復期的第一個原則是**戒除 12 種酸害「壞食物」**：

1. **碳酸飲料**：包括酸性很高的含糖汽水，以及低卡汽水、蘇打水、無調味氣泡水。

2. **咖啡和茶**：如充滿酸化防腐劑的罐裝冰茶。

3. **柑橘類水果**：包括檸檬、萊姆、柳橙、葡萄柚與鳳梨。這些水果酸性極高，酸鹼值低於 4。雖然不建議直接食用，但可以當作調味料，為還沒煮過的動物性蛋白質，如醃魚肉或雞肉，增添風味。

4. **番茄**：番茄含有豐富的天然抗氧化劑茄紅素（lycopene），但是對胃食道逆流的人來說，番茄酸性很高，容易導致發炎，因為番茄會活化並釋放跟組織結合的胃蛋白酶。別擔心戒吃番茄就攝取不到重要的茄紅素，修復期可從其他來源攝取茄紅素（見下頁）。順帶一提，茄紅素要在番茄煮過之後才能發揮效用。

135

5. **醋**：經過發酵，所以酸性極高。任何種類的醋（包括蘋果西打）都會活化胃蛋白酶。

6. **葡萄酒**：所有酒精飲料都是驅風劑（carminative），都會導致下食道括約肌鬆弛。此外，葡萄酒酸性很高，介於2.9 到 3.9 之間（白酒和粉紅酒〔Rosé〕是 3.3）。

7. **咖啡因**：修復期間一概不准喝咖啡和茶。其他含有咖啡因的東西也需多加注意，如成藥與處方藥、酒精飲料跟甜點。咖啡因會使下食道括約肌鬆弛，也會增加胃酸的分泌量。

8. **巧克力**：營養價值高的巧克力對低酸守門人沒有好處，尤其是有火燒心的人。巧克力含有甲基黃嘌呤，不僅會致使下食道括約肌鬆弛，也會增加胃部的鹽酸分泌。不過，低酸守門人可以用天然的刺槐豆（carob）來代替巧克力，製作出來的甜點，美味不減。

9. **酒精**：先前提過，不光是葡萄酒，修復期間必須全面禁止酒精飲料，因為酒精是驅風劑。不過，有些酒精飲料的酸性比葡萄酒低，例如龍舌蘭酒和以馬鈴薯、玉米為原料的酒（伏特加），進入保養期後即可少量飲用。

10. **薄荷**：薄荷是一種強效驅風劑，低酸守門人禁食薄荷，無論是新鮮薄荷、做成香料，或是薄荷口味的口香糖，通通不行。

11. **生洋蔥**：洋蔥也是會讓下食道括約肌鬆弛的強效驅風劑，

導致食道門戶洞開，導致胃酸逆流。洋蔥是一種聚果糖，有助腸道容易吸收水分，進而導致脹氣。洋蔥會在消化過程中製造氣體，尤其是生洋蔥。修復期應戒食洋蔥。不過，保養期可以吃高溫烹煮過的洋蔥。

12. **生大蒜**：跟生洋蔥一樣，大蒜是驅風劑也是聚果糖，因此修復期和保養期都禁食。大蒜的食用原則與洋蔥一樣。

戒食 12 種酸害「壞食物」，尤其是含有 5 種典型「會激發酸性」的 5C 食物：咖啡因（caffeine）、碳酸（carbonation）、柑橘類（citrus）、巧克力（chocolate）和酒（cocktails），你的消化系統將會煥然一新。完成這項任務後，你將樂見消化不良與飯後不適的大部分症狀，都有所改善。

✚ 茄紅素的最佳來源

茄紅素是強大的抗氧化劑，有助於預防癌症和心臟病。紅色與粉紅色的蔬果都含有茄紅素，但並非每一種都適合低酸守門人，因為有些蔬果會活化胃蛋白酶。以下是可以放心食用的蔬果：

1. 芭樂
2. 西瓜：研究顯示，一杯西瓜含有的茄紅素，比一杯番茄高出 40%。所以每當你想在沙拉加番茄時，就能改放西瓜，無論修復期或保養期都一樣。夏天尤其適合，因為夏天的西瓜吃起來特別香甜。

3. 木瓜
4. 蘆筍
5. 紫高麗菜
6. 芒果
7. 胡蘿蔔

▌ 低酸飲食法原則 2：抑制導致胃酸逆流的壞習慣

戒除所有會誘發胃酸逆流的物質與行為：

1. **戒菸**：香菸與其他吸入式的煙都會致癌，導致下食道括約肌鬆弛、刺激胃酸分泌。不戒菸，就無法擺脫胃酸逆流，也無法修復食道組織。

2. **戒吃加工食品**：包裝、罐裝、加工、瓶裝食品在防腐過程使用的化學物質都是酸性的，可能導致下食道括約肌鬆弛。在低酸飲食法之中，只有三種加工食品是例外：鮪魚罐頭、鷹嘴豆罐頭和豆子罐頭。鮪魚罐頭內含水分，食用前須把水倒光。鷹嘴豆罐頭和豆子罐頭必須是有機的，食用前用水徹底清洗，去除可能殘留的酸化液體。

3. **戒吃油炸食物**：大家應該都知道油炸食物對健康有害，因為油炸過程會增加壞脂肪和沒有營養的熱量。但你或許不知道油炸會氧化食物，讓自由基在你的身體裡擴散，製造出容易慢性發炎的環境。油炸食物同樣會導致下食道括約肌鬆弛，所以很多人在吃完炸物後就有「溢赤酸」的感覺。請選擇除了油炸以外，吃起來滿足、做起來容易的烹調方式。

4. **按時吃飯**：進食頻繁但應拿捏分寸。修復期和保養期都是一日三餐外加兩次點心，進食時間為早上 7 點到晚上 7 點半之間。雖然低酸飲食法並未控制食物的份量，仍不宜過食，以免胃塞得太滿而增加腹內壓，導致下食道括約肌鬆弛。每一餐都要吃，一餐都不可少，而且請在上述建議的時間範圍內進食，因為這對夜間抑制胃酸逆流很有幫助（胃酸逆流是冷酷無情的睡眠小偷），也能預防血糖濃度起伏不定。血糖不穩通常會使人對食物產生強烈渴望。點心或零食是控制這種渴望的重要工具。（稍後也會提供酸鹼值適中的零食清單。）選擇零食要小心。現在的加工零食（snack）可以解讀為**精心摻假的致命碳水化合物**（Specially Nuanced Adulterated Carbs that Kill）。

請遵守以下的進食時間：

早上 7 點到 9 點	早餐
早上 10 點到 11 點	上午點心
中午 12 點半到下午 2 點	午餐
下午 3 點到 4 點	下午點心
晚上 6 點到 7 點半	晚餐

　　廚房晚上 7 點半收工，睡前給胃 3 個小時好好消化。這個習慣可以有效防止充滿胃酸的食物，從胃逆流進入你的食道。

▍低酸飲食法原則 3：遵守「5 的規則」

　　5 的原則指的是可以攝取酸鹼值 5 以上的食物。大部分的罐裝與瓶裝食品不符此標準，因為這類食品用來延長保存期限的防腐劑和化學物質，都會大幅拉低食物的酸鹼值。科學證據顯示，大部分酸鹼值低於 5 的物質（當然也包括低於 4 的物質）都是最強效的胃蛋白酶活化劑。遵守「5 的規則」進食，有助於抑制胃蛋白酶活性，這也是酸害徹底痊癒的關鍵步驟。

　　「5 的原則」採用列舉法，而非消去法。以下清單列出種類豐富的食物，包括瘦肉蛋白質、全穀物、蔬果、調味料和香料。由於低酸飲食法注重均衡與適中，不樂見人們因忌口導致心理不平衡，所以不會禁食碳水化合物、脂肪或蛋白質。唯一的禁令是高酸食品與加工食品。

　　以下列出酸鹼值高於 5 的食物：

魚類：鮭魚、比目魚、吳郭魚、鱒魚、鰈魚、歐洲鱸、鰩魚
禽類：雞胸肉、火雞絞肉、蛋
蔬菜與香草：菠菜、蘿蔓萵苣、芝麻菜、羽衣甘藍、白菜、青花菜、蘆筍、芹菜、黃瓜、夏南瓜、茄子、黃色胡瓜、馬鈴薯、地瓜、胡蘿蔔（但迷你胡蘿蔔不行）、甜菜（新鮮或冷凍都可）、小褐菇（cremini mushrooms）、羅勒、香菜、歐芹、迷迭

香、乾燥的百里香與鼠尾草

　　未煮過的水果：香蕉、西洋梨、木瓜、哈密瓜、香瓜、荔枝、酪梨

　　果乾：椰棗乾、葡萄乾、椰絲

　　堅果與種子：腰果、胡桃、開心果、核桃、南瓜籽、芝麻、杏仁、松子

　　抹醬：新鮮沒煮過的有機花生奶油醬與杏仁奶油醬

　　乳酪：帕瑪森、莫札瑞拉、菲達等特選硬質乳酪

　　麵包與穀物：傳統碾壓燕麥、全穀麵條、百分百全穀麵包、全穀麵粉

　　甜味劑：龍舌蘭花蜜（接近酸鹼值界線的食物，安全食用方式請見 144 頁）

　　調味料：凱爾特海鹽（Celtic salt）、橄欖油、椰子油、布萊格胺基酸醬油、大麻籽蛋白粉、香草萃取液、白味噌

　　這些食物可提供無以計數的變化，做出令人心滿意足的餐點。

▌低酸飲食法原則 4：有益的飲食選擇

　　不愛嚴格控制食量、計算熱量的病患，特別喜歡低酸飲食法，我自己也是其中之一。別誤會，我不是鼓勵你大吃大喝，低酸守門人若是吃太多，特別容易引發胃食道逆流。正餐和點心的份量應適中，久而久之，你會發現自己愈吃愈少，因為你攝取了大量纖維，而且兩餐之間的間隔時間合理，不讓飢餓感有機會突

襲而上。記住，低酸飲食法含有完整的宏量營養素，足以供應身體所需。宏量營養素能在飲食上給你滿足感。同時也有其他的正面效果，例如腹脹消退、肚子變小，體力也會更加充沛。以下提供快速有效的作法：

1. **飲食中加入更多纖維。**纖維很重要，功能就像掃把，可以掃除胃裡的垃圾，保護食道，也能幫助維持消化道健康，還可以延緩消化。多攝取纖維可減少對食物的強烈渴望（意即減少體重）。無須依賴補充品，來增加纖維攝取量。

2. **每天至少吃 454 克酸鹼值高於 5 的蔬菜，其中一半生吃。**454 克聽起來好像很多，但如果一天之內分多次食用，很容易就能達標。5 根中等大小的胡蘿蔔差不多 454 克，你可以一半當點心生吃，一半煮湯或拌炒入菜。4 把四季豆約 454 克，5 杯菠菜約 227 克。餐廳沙拉吧供應的一份沙拉，通常至少重達 454 克。

3. **每天至少生吃 227 克酸鹼值高於 5 的水果。**一把切丁的香瓜加上一根香蕉，重量大約是 227 克。亞維醫師特製的莓果旋風奶昔（見 179 頁）差不多就是 227 克。

4. **注意酸鹼值居於臨界點、對低酸守門人有害的食物。**酸鹼值無害（5 以上）的調味料與天然食品，也可能引發胃食道逆流，患者應避免食用。請參考**原則 1** 的「壞食物」清單：咖啡、洋蔥、番茄、柑橘類水果、醋、大蒜、薄荷和巧克力。如果你有胃食道逆流，下列食物也要注意：

- 種子油
- 胡椒
- 莓果
- 蜂蜜
- 有機龍舌蘭

以下分點逐一說明：

種子油之中，葵花籽油、紅花籽油、菜籽油、麻油在定義上都是酸性，因為它們的萃取過程使用了化學物質和防腐劑。如果可以，我建議食用冷壓初榨、未經過濾的橄欖油。這種橄欖油酸鹼值較高，也比較可口。另一個選擇是椰子油。

胡椒是高酸鹼值的超級食物，充滿營養素與抗氧化劑。但是胡椒被視為酸性食物，因為消化胡椒的過程會刺激胃蛋白酶分泌。正因如此，低酸飲食法沒有納入以胡椒為主的香料，只有在保養期加入煮熟的甜椒，烹煮方式包括燒烤、烘烤或乾煎。

莓果也是營養滿點的美味水果，但是莓果會刺激胃蛋白酶分泌，進而引發火燒心。修復期和保養期都可以吃莓果，**前提是必須搭配中和酸的食物**，例如杏仁漿、非基因改造的黃豆漿、米漿與椰奶。安全攝取莓果的方式之一是加入非乳製奶類做成奶昔，提高酸鹼值的同時，也能兼顧美味。

　　蜂蜜是天然的抗發炎調味料，會刺激胃蛋白酶分泌。蜂蜜的酸鹼值略低於 5，因此修復期不准食用，除非跟酸中和劑混合在一起，例如堅果漿或未煮過的動物性蛋白質（比如用來醃肉）。只要蜂蜜不是你的「激酸食物」（trigger food），進入保養期之後就能盡情享用。

　　有機龍舌蘭也是一種天然甜味劑，酸鹼值同樣略低於 5，介於 4.3 到 4.8 之間，進入保養期之後可用來當調味料，但是在修復期只能用來醃製鹼性較高的動物性蛋白質。龍舌蘭與白味噌是完美搭擋，可用來醃魚肉或雞肉，醃過之後再烹煮更好吃。另一種鹼化龍舌蘭的食材是堅果漿。

✚ 怎麼採買每日必需蔬果

　　有些人聽到每天要吃 454 克蔬菜跟 227 克水果，不免有些擔心。其實大可放心，因為我不會要求你買更大的冰箱，你也不用把附近超市的蔬果區整個搬回家。為了讓各位明白這條規定合情合理，以下將一般人常買的蔬果，依重量 454 克與 227 克，分門別類。

約 454 克的蔬菜份量：

1 根長黃瓜

2 根夏南瓜

1 顆小高麗菜

1 袋菠菜（蒸過、汆燙過或炒過之後，體積不滿 1 杯）
1 把蘆筍
4 支芹菜梗

約 227 克的水果份量：
1 根香蕉
¼ 顆木瓜，約為 1.5 杯
¼ 顆重量約 3 公斤的西瓜，約為 1.5 杯
1 顆梨子
1 顆蘋果（保養期才能吃）
半盒草莓（保養期才能吃），約為 1.5 杯
1 顆海地芒果+（保養期才能吃），約為 ⅓ 杯

　　簡單來說，如果每天吃一份健康沙拉與兩種蔬菜，就合乎低酸飲食法規定的蔬菜攝取量。至於水果，只要每天吃幾片西瓜和一根香蕉就沒問題了。或者，你也能把幾種生菜和水果放進果汁機打成一杯蔬果汁，即大功告成。

— ◆ —

5. **每天均衡攝取蔬菜和蛋白質。**有益的飲食選擇意味著多吃蔬菜。如果午餐吃了雞肉或魚肉，晚餐最好只吃蔬菜。相反地，午餐吃蔬食，晚餐就要吃雞肉或魚肉。一天至少吃一餐蔬食，因為多吃蔬菜（和水果）可有效降低死亡的風

+ 即 Haitian mango，味道近似台灣的土芒果。

險，尤其是致命的心血管疾病。吃蔬食也能增加纖維的攝取量。

6. **聰明選擇替代品。**

- 選擇草飼、有機的動物性蛋白質，而非養殖農場動物。
- 選擇較高的 Omega-3 與 Omega-6 比例（海鮮）。
- 除非蔬果有厚厚的外皮（例如香蕉或西瓜），否則盡量選擇有機蔬果。
- 選擇有機花生奶油醬，現磨為宜。加工的花生奶油醬酸性較高。
- 換掉加工食鹽，因為加工食鹽缺乏必須礦物質。改用凱爾特海鹽。
- 吃百分百全穀麵包，包括裸麥、斯佩爾特小麥（spelt）、小麥、大麥跟燕麥。碾碎穀物製作麵包的過程中，穀物的每一個部分都必須使用。美國連鎖有機麵包店 Bread Alone 的有機全穀斯佩爾特小麥麵包（Whole Spelt Bread），還有美國天然食品公司 Food for Life 的以西結 4:9（Ezekiel 4:9）系列原味發芽有機麵包[+]，都使用了完整的穀物。麩皮、細菌與胚乳都必須用上。如果買不到百分百全穀麵包，可選擇沒添加防腐劑或人工香料的麵包。
- 修復期只能喝一種飲料：水。如果不喜歡喝白開水，

[+] 根據《聖經》〈以西結書〉4:9 列出的穀物製成的麵包，包括大麥、小麥、小扁豆、大豆、二粒小麥、小米，不含糖，富含蛋白質與 18 種氨基酸，可提高消化率，增加礦物質的吸收。

可以加一塊西瓜丁到水裡，略增甜味。此外，白開水加幾片薄薄的黃瓜就會變好喝。

- 外出吃飯時，點蒸煮、烘烤、烘焙或燒烤的雞肉或海鮮，油炸物絕對禁止！

✚ 凱爾特海鹽為什麼比普通食鹽好？

你肯定聽過鹽對健康有害的警告，尤其是有心血管疾病、高血壓或糖尿病的人。我們很容易以為這裡所說的鹽泛指所有的種類，其實不然。天然的鹽含有必需礦物質，對你毫無壞處。真正有害（甚至有毒）的是加工食鹽。很遺憾，多數人都使用加工食鹽來幫食物調味。在極度高溫的加工過程中，天然鹽的晶體會產生極大的化學變化，幾乎喪失所有的營養素。取而代之的是讓晶體更整齊、更持久、更像粉末的添加物。一如所有的有毒物質，食鹽的添加物會在體內刺激發炎反應。其中一個反應是水腫（water retention）。

相較於普通食鹽，凱爾特海鹽是一種晶體完整的天然海鹽。顏色偏灰而非雪白，晶體形狀參差、大小不一，一看便知是大自然的產物。時至今日，凱爾特海鹽仍沿用兩千多年前布列塔尼的古法製作。這種方式讓凱爾特海鹽可以保留所有的礦物質、電解質與消化酶，對健康有益而無害。

你會發現凱爾特海鹽沒有一般食鹽那麼鹹。正因如此，低酸飲食法有些食譜看起來好像得加很多鹽。當你習慣用凱爾特海鹽幫食物調味之後，就會知道最適合自己的份量。記住，凱爾特海鹽是純天然鹽，調味用度時應巧妙拿捏分寸。

▍低酸飲食法原則 5：掌握 5 種烹飪技術

低酸飲食法的第五個原則是學會如何輕鬆做菜。只要你會**烘烤、煎炒、燒烤、水煮和汆燙**，就能不費力做出美味佳餚。這些都是直接了當、講求策略的烹調技術，很適合當成各家煮夫煮婦的標準作法（如果還不是的話）。只要掌握這 5 種方法，就能端出變化多端的餐點。就算你是廚房新手，也會覺得這些方法很好學，也很容易改進。若你自認廚藝精湛，請把這一節當成學習新菜色的機會，或是重溫一些早已遺忘或忽略的烹飪方式。相信每位低酸守門人都能從中獲益。

烘烤（roasting）：烘烤能讓根莖蔬菜與雞肉鮮美多汁、口感豐富。使用其他調味料來代替香料、香草、料理酒與柑橘類水果（例如胡椒、大蒜、葡萄酒跟檸檬），讓火雞肉和雞肉美味可口，對低酸守門人來說是一大挑戰。但是我發現用磨碎的茴香、孜然、香菜、芹菜籽和薑做成的綜合香料，味道一樣很棒，香氣更勝一籌。烘烤時無須澆淋葡萄酒，可用自製雞湯取代（見 243 頁）或是撒一點水，就能烤出金黃焦脆的雞肉，散發誘人香味。烘烤全雞時，烤盤底部可鋪上半熟的育空黃金馬鈴薯（Yukon Gold）或地瓜，吸收雞汁之後是令人難忘的暖心食物。

根莖蔬菜（胡蘿蔔、甜菜、胡桃南瓜、地瓜）用肉桂混合凱爾特海鹽、孜然和薑調味，就是一道異國風味配菜，出爐後便能直接上桌；放涼至室溫就很好吃，隔天一樣美味。重要祕訣是：先用高溫（攝氏 190 到 230 度）烘烤，然後分兩次調降溫度（時間間隔因食譜而異），每次降低 13 到 19 度。根莖蔬菜應放在鋪了烤盤紙的烤盤上烘烤，每 20 分鐘翻面一次，以防烤焦。

烤全雞時，雞綁好後背部朝下，不要讓雞胸接觸火源。

煎炒（sautéing）：原文看似莫測高深，但其實只要你曾為自己、家人和朋友準備熱食，一定早就用過煎炒這一招。煎炒特別適合料理小份量的食物：魚排、雞胸或切片蔬菜。這是一種快速的高溫烹調法，很快就能端出一盤（或一只小平底鍋）完整餐點。我特別推薦忙碌的人煎炒食物，因為大部分的低酸守門人都很忙。無須在廚房待上好幾個小時，只要 30 分鐘，就能煮出好吃又風味十足的一餐。如同其他技術，煎炒也會隨著經驗累積愈來愈精進，就算是新手也能輕鬆學會。以下是所需的基礎設備與知識：

1. **一只圓形不沾煎鍋。**就算沒有，也別急著買。煎鍋或平底鍋也行，大多家庭的廚房裡至少會有其中一種。

2. **以大火煎炒，至少一開始要用大火。**我發現瓦斯爐比較容易控制溫度，如果你用的是電爐，中火應該最安全。先加熱一、兩小匙的橄欖油或椰子油，再放入魚、雞肉或蔬菜，食材很快就會變成金黃色。食材滋滋作響，代表溫度很高。請保持安全距離，才不會被熱油濺到。

3. **使用寬面長柄鍋鏟**（最好是有縫隙的矽膠鍋鏟）幫雞排或魚排翻面，以免鍋鏟刮傷不沾鍋表面。

4. **按照正確的時間煎炒魚肉和雞肉。** 淡水魚（吳郭魚、鱸魚、比目魚、歐洲鱸和鰈魚）不能煮太久，兩面各煎一到兩分鐘。雞胸要煎久一點，最好煮到全熟但不能過熟，以免口感乾柴。我都是兩面各煎 2 到 3 分鐘，然後關火，蓋上蓋子再燜 2 分鐘，確保雞肉完全熟透仍鮮嫩多汁。

5. **蔬菜的煎炒時間因蔬菜而異。** 大致而言，根莖與葉菜類煎炒得愈久就愈甜、愈軟，例如胡蘿蔔、芹菜蘿蔔（parsnip）、茴香、韭蔥、高麗菜、牛皮菜、羽衣甘藍和菊苣。偶爾翻炒一下蔬菜可防止沾鍋，加一點水可發揮蒸煮的效果，讓蔬菜的口感更柔軟。水分較多的蔬菜（例如夏南瓜和茄子）應該快速煎炒（用大火快速烹煮，使表面焦糖化、焦脆且充滿風味，內部保持多汁），一方面保留爽脆口感，一方面防止潮濕軟爛。

燒烤（grilling）：對低酸守門人來說，燒烤（尤其是烤魚）是除了酸性的醬汁與香料之外，為主餐蛋白質增添風味的好方法。我發現最天然的調味方法是把魚肉放在杉木板上，或是用杉木片包起來烹調+，美國大多數超市魚肉區都買得到。燒焦杉木板的煙燻香氣融入魚排，香氣樸實濃郁，只要撒上一點凱爾特海鹽就是人間美味。用杉木板或木片燒烤之前，僅須增加一個簡單步驟：杉木泡水至少 15 分鐘（請參考杉木包裝上的說明），防止杉木燃

+ 美國慣常使用的烹調方法之一，木板通常為西洋杉板，是一種帶有杉香味的木板，用來增加食材的香氣。

燒。這個方法不會改變烤魚的大原則，也就是 3 分熟兩面各烤 2 到 3 分鐘（鮭魚、鮪魚），全熟兩面各烤 3 到 6 分鐘（比目魚、旗魚、鱸魚）。

你可以用杉木籤烤蝦子、干貝、花枝來增添美味，就不用靠酸性的調味料了。

水煮（poaching）：說到水煮魚，我一定要推崇美國知名主廚兼餐廳老闆愛莉絲・沃特斯的建議：用淺水位的方式烹煮。湯汁事先調味，水位剛好滿過魚排（新鮮全魚或牛排）即可，以小火煨煮。通常水煮湯汁會用白葡萄酒和檸檬調味，但是酸性食材並不適合。我建議混合新鮮香草與芳香植物泡在水裡（如茴香葉、薑、時蘿、歐芹、新鮮月桂葉等，端看你有哪些），為食物注入新鮮又天然的味道。你也可以用蔬菜高湯（見 244 頁）煮魚。水煮時間約 3 到 7 分鐘，時間長短取決於厚度，可煮出細緻、層層分明的質地。若想多加一點香氣，上桌時撒一點新鮮時蘿與烘過的芝麻。

水煮水果是做起來最容易也最好吃的低酸甜點之一。在修復期，梨子與葡萄乾是好搭檔。保養期可以吃的甜點比較多，包括特定品種的蘋果和果乾。新鮮水果（如梨子和蘋果），都必須先削皮去核後，對半切開（梨子）或切成 4 等分（蘋果）。水煮的湯汁可用肉桂、香草豆、八角跟丁香調味（152～153 頁有詳細介紹）。水煮水果時，水果必須完全泡在湯汁裡（跟魚不同）才能煮得平均，而且水果舀出來冷卻時，必須保持完整形狀與些許爽脆口感。新鮮與乾燥的水果都可以蓋上鍋蓋、低溫煨煮 30 分鐘，也可以留在湯汁裡慢慢冷卻。若要增添風味，用漏勺撈出水果，湯汁煮沸到剩下三分之二時呈糖漿狀。冷卻後食用。

汆燙（blanching）：有些蔬菜特別適合汆燙，尤其是綠色蔬菜。蘆筍、四季豆、花椰菜、豌豆和球芽甘藍，汆燙之後都更顯翠綠，同時保留營養與爽脆口感，無須添加任何調味料，也不會增加熱量。汆燙步驟非常簡單：把一鍋加了凱爾特海鹽的水煮滾，丟入蔬菜，汆燙 5 到 7 分鐘，把水瀝乾，倒進一碗加了冰塊的水裡。冰水能「鎮住」蔬菜，不讓蔬菜繼續熟下去，以免太過濕軟。直接食用或做成沙拉，都很適合。

食療不只是「吃蔬菜」這麼簡單

我知道廚藝精湛的人與熱愛美食的人看到低酸飲食法的 5 大原則，一定有許多疑問：不用大蒜、洋蔥等香料提味，要怎麼做出湯、燉菜、沙拉、配菜和其他基本菜餚？少了醋或柑橘類水果的酸味，如何製作沙拉醬？不用巧克力，真能做出令人滿意的甜點嗎？熱愛美食的低酸守門人們，請先別崩潰。相信我，健康的低酸飲食也可以很美味，重點是在限制內發揮創意。說到食物，大自然提供了多元選擇，我建議的食材都可以在住家附近的超市、農夫市場或健康食品店購得。

修復期可以用**茴香**（fennel）和印度香料**阿魏**，來取代**洋蔥**跟**大蒜**，用**鹽膚木**取代檸檬與柑橘類水果，用**刺槐豆**取代巧克力。用豆腐抹醬或酪梨做的沙拉醬更加滑順，柑橘類水果的酸味（或亞洲風味的醬油）可用**布萊格胺基酸醬油**取代。**八角**（star anise）

和丁香（clove）則能增加甜點的風味。

　　阿魏：這種香料不容易在超市找到，可以上網購買（amazon.com 或其他網路商店），也能去印度、波斯市集找找。這種香料具有珍貴的醫療特性，古時候用來治療多種病症，包括禿頭、支氣管炎、消化不良和蠍子咬傷，然而現代人往往對阿魏很陌生，著實可惜。阿魏萃取自一種長在阿富汗山區、類似茴香的植物，這種香料往東南方遷移，穿過伊朗，最後在印度落腳，至今仍是素食菜餚的主要香料。如果你吃過伍斯特醬（Worcetershire sauce）或印度咖哩，應該多少嘗過阿魏的滋味。阿魏聞起來臭臭的，不太受一般消費者青睞。事實上，阿魏的原文 asafetida，其字根「foetida」的拉丁文意思就是「臭」，這種香料也經常被稱為「惡魔大便」。雖然一開始很臭，但臭味會在烹煮的高溫過程中完全消散（尤其是跟橄欖油混在一起時），變成類似炒洋蔥或大蒜的味道。低酸守門人進入修復期後，若想享用（理應禁吃的）洋蔥與大蒜為料理所帶來的層次感，可以改用阿魏。

　　茴香：幾乎每家超市都有賣這種蔬菜。外觀是白色球根，淺綠的色莖，帶香氣的深綠色葉子，很可能被誤標成「茴芹」（anise）。雖然茴香和茴芹都有強烈的甘草氣味，但茴香是開花植物，茴芹是用來製作苦艾酒的種子（別跟亞洲料理愛用的八角搞混了），法國的茴香酒（pastis）和希臘的烏佐酒（ouzo）氣味相近，取決於你的使用方式。茴香可以是一種蔬菜，也可以當成香草。義大利人至今仍像古希臘羅馬人一樣愛用茴香，他們把茴香的球根翻炒、燉煮、煮成泥狀，或是放在沙拉裡生吃。茴香的球根與葉子跟海鮮很對味，所以在港口城市很受歡迎，例如法國的馬賽（Marseilles）。茴香整株都能用來替肉類和蔬菜高湯調味，也能在做湯、沙拉、炒菜時取代洋蔥。茴香富含鉀、維生素 C 與纖維。動物實驗研究發現，茴香的綜合植物營養素可減輕發炎與細胞突變。

鹽膚木：中東與地中海地區常見的香料。鮮紅色的鹽膚木採自一種亞熱帶開花植物的果實，這種植物原本生長在北非與北美。在古代的黎凡特地區（Levant，泛指伊朗、土耳其、西西里島與北非地區），鹽膚木能為燉菜、肉、魚和蔬菜增添一些酸味。後來羅馬人引進檸檬，新鮮而強烈的酸味拓展了許多食物的風味。時至今日，專業廚師依然常用鹽膚木，也有愈來愈多了解烹飪、注重健康的一般人開始使用。研究指出，鹽膚木有很高的抗氧化性，對心血管健康、控制血糖與降低膽固醇都有好處。

刺槐豆：又名角豆，原生於地中海東部的一種樹莢植物。刺槐豆其實是一種莢果，可做為低脂、無咖啡因、不含刺激物的巧克力替代品，向來都是全素食者常吃的一種主食。可可豆的健康優點和刺槐豆不一樣。刺槐豆的營養價值在於富含鈣質，以及一種叫做果膠的可溶性纖維。刺槐豆也是製作修復期甜點的基礎原料，既能滿足你對甜食的渴望，也能維持「真巧克力」甜點的柔滑口感與氣味。常見的刺槐豆商品為粉末狀（適合做蛋糕、糖霜跟糖漿）與碎顆粒狀（適合做餅乾、甜點棒、綜合堅果棒與瑪芬）。跟巧克力一樣，刺槐豆與花生奶油醬、香草很搭，可以變化出多種美味甜點。

八角：原生於中國和越南的八角是一種樹的果實，形若星狀。乾燥之後當成香料使用，順勢療法也用八角來治療消化不良與其他病痛。八角是中國 5 大香料之一，印度辣咖哩（garam masala）的綜合香料粉也含有八角。亞洲的燉湯，以及用紅肉、雞肉和豬肉做成的燉菜，都會用到整顆八角。西方國家把八角用來做甜點，例如米布丁、派與糖煮水果。我自己喜歡在水煮水果時放入八角。其花香氣味，不論是味道或健康價值，都遠勝於含糖、酸性的人工調味料，後者應敬而遠之。

丁香：一種生長於印尼香料島嶼的常青樹所開的花。丁香散發濃郁的甜香，可用在鹹口味的料理（扁豆、辣椒、冷湯），也可用於甜點（南瓜派）。在醫療上，丁香是天然靈藥，抗菌、抗氧化、抗脹氣，也抗發炎。簡言之，丁香是最適合低酸守門人的香料。不過應小心拿捏用量，加太多會蓋過整道菜的風味。如果水煮水果的湯汁要加入整朵丁香，用兩三朵即可。也可買磨碎的丁香。跟所有的香料一樣，丁香果莢會在研磨過程中失去部分精油跟養分，但是烘焙時只能用磨碎的丁香。之後的保養期甜點食譜中，有部分也加入了丁香。在此提醒各位千萬別加太多，約 ¼ 小匙以內即可。

修復期食物清單

乳製品[+]

- 藍紋乳酪
- 奶油（有機）
- 硬質乳酪：都柏林、帕瑪森、艾斯阿格、莫札瑞拉、切達

木本堅果

- 杏仁漿
- 豆漿（原味）
- 米漿

調味料、抹醬

- 杏仁奶油醬
- 花生奶油醬（現磨的有機花生）
- 布萊格胺基酸醬油（替代醬油）

香料

- 薑
- 鹽膚木
- 芹菜籽
- 孜然籽
- 茴香籽
- 香菜籽

魚類、海鮮

- 龍蝦（水煮）
- 蝦（水煮）
- 蟹肉
- 比目魚（水煮）
- 鮭魚（燒烤）
- 章魚（燒烤）
- 沙丁魚（盡量買新鮮的）
- 鮪魚（含水的罐頭）
- 鮪魚（炙燒）
- 吳郭魚
- 鯝魚

[+] 適合沒有罹患乳糖不耐症的人，或乳製品不在你的激酸食物清單上。

- 歐洲鱸
- 鰈魚
- 旗魚
- 鱸魚
- 鱈魚（燒烤）

雞肉、肉類

- 蛋
- 火雞（新鮮烘烤）
- 雞（燒烤）
- 牛肉（沙朗）

穀物

- 多穀麵包（Bread Alone）
- 糙米
- 碾壓或鋼切燕麥
- 全麥螺旋麵
- 大麥
- 去殼蕎麥
- 以西結亞麻麵包
  （Whole Foods 與 Trader
  Joe's 都有賣）+

- 全麥纖維麵包

豆類

- 青豆
- 豇豆
- 枝豆
- 白腰豆

蔬菜

- 朝鮮薊
- 黃瓜
- 茴香
- 菊苣
- 四季豆
- 球芽甘藍
- 夏南瓜
- 白花椰菜
- 蘿蔓萵苣
- 菠菜
- 青花菜
- 芹菜
- 捲心萵苣

+ 譯註：Whole Foods 與 Trader Joe's 都是美國知名的有機食品連鎖超市。

- 牛皮菜
- 蘆筍
- 高麗菜
- 香菇
- 褐皮馬鈴薯（Russet）、育空黃金馬鈴薯、紅皮馬鈴薯、地瓜
- 甜菜
- 胡蘿蔔

香草
- 香菜
- 薑
- 羅勒
- 歐芹

水果
- 酪梨
- 黑橄欖
- 西瓜
- 荔枝
- 胡桃南瓜
- 香蕉
- 木瓜

- 椰棗乾（Delilah 品牌的哈拉威椰棗乾）
- 火龍果
- 香瓜
- 南瓜
- 梨子
- 檸檬（只能用於未煮過的動物性蛋白質）

▌ 症狀不見改善該怎麼辦？

　　如果你已遵循規則，卻仍有消化不適問題的話，清單裡可能有些食物是你的激酸食物。例如，有些胃食道逆流患者發現雞蛋（尤其是蛋黃）、豆子跟乳製品特別難消化（甚至連沒有胃食道逆流症狀的人，都可能覺得這些食物難消化）。蛋含有妨礙消化、破壞腸黏膜的溶菌酶（lysozyme）。豆子富含寡醣，這種醣類化合物不易消化。如果你無法消化乳糖，也就是多數牛奶製品的主要糖分，食用乳製品就會不舒服。

━━ ✚ 牛奶的問題 ━━

　　經常有病人問我乳製品能不能吃，我總是提醒他們要注意。我允許病患在修復期吃特定的幾種乳酪，在保養期可以吃含有益生菌的優格與克非爾。但是牛奶最好還是留給最適合喝牛奶的小牛吧。關於牛奶，有許多充滿爭議的科學研究；但是已有足夠的證據顯示，牛奶會促進發炎。由於低酸飲食法的目的是對抗發炎，所以雖然牛奶的酸鹼值不低，我依然不太建議大家喝牛奶。如果牛奶是你的弱點，你或許可以改喝更營養美味的羊奶。

　　有種常見的情況令人驚訝：有些人可以好好消化的食物，就是有人完全無法消化。多年來，我發現的激酸食物還包括葡萄柚、鳳梨、麵包和麵條。所有的驅風劑都可能是胃食道逆流患者的罩門，所以修復期完全不准吃。（因此修復期的食物清單找不到蘿蔔和生辣根。）

如果在遵守修復期的規定至少 21 天、也就是 3 週之後，依然持續出現火燒心逆流症狀（火燒心或胃酸逆流），或火燒喉逆流症狀（久咳不癒、聲音沙啞、經常清喉嚨、喉嚨有腫脹感），可以考慮記錄每日飲食，揪出哪些食物對你來說是刺激性食物。記錄一整天的飲食能幫你看出引發症狀的模式。你可能會發現早餐吃了蛋，整個早上都胃酸逆流；或是早餐吃乳酪或喝牛奶的那幾天，喉嚨不舒服。

如果你攝取的食物（無論酸鹼值多高）誘發了任何負面反應，應立即停止食用。如此一來，才能阻止妨礙修復、舒緩症狀的發炎情形

▍快破戒了？6 個堅持下去的方法

我的病患進行低酸飲食法的這些年來，每一個人都在 4 週修復期結束後，至少有一種症狀獲得改善（沒有照規定進食的人除外）。事實上，我想出一套問題來衡量病患遵守規定的確實程度，藉以預測哪些症狀將會減輕。這些年來，病患的反應也讓我知道遵守規定有哪些常見的挑戰。接著將一一列舉有何挑戰，以及如何克服挑戰的建議。

1. 改變行為是最難的事。修復期病患最大的挑戰是早上不能喝咖啡。不過即使做不到也別苦惱，至少一開始不用急著煩惱。先從減量開始，慢慢地改變習慣。如果你早上得喝

兩杯咖啡提振精神，先改成一杯。平常喝一杯，就改成半杯。以此類推。

2. 吃宵夜也是難以改變的習慣。我的建議是不要採用極端作法：用瘋狂快乾膠密封冰箱的門、在廚房地板上撒滿陷阱，或是把自己關在閣樓一整晚，都是徒勞無功的事。只要了解自己的習慣就行了。你會發現當你一天吃三餐外加兩頓點心，確實增加纖維的攝取量，嘴饞的渴望（與習慣）就會慢慢消失。

3. 戒酒：我知道過程很痛苦，但是不戒不行。

4. 沙拉醬裡不放醋：一開始我的病患似乎都難以適應這點。我不知道聽過多少次「不放醋還叫沙拉醬嗎？！」我每次都告訴他們用橄欖油、香草和凱爾特海鹽，也能做出簡單美味的沙拉醬，這些材料都能帶出新鮮蔬菜天然的營養。如果你就是想在沙拉上淋帶酸味的醬汁，可以買綜合香料，嘗起來真的有醋的味道，或是在鹽裡加點鹽膚木。胡蘿蔔跟薑混合之後，加入布萊格胺基酸醬油攪拌，也能滿足你對「酸味」的渴望。你還可以用酪梨或豆腐醬使口感更加滑順。如果改良版沙拉就是無法滿足你，一點點田園沙拉醬、藍紋乳酪或凱薩醬其實也無傷大雅。（尤其是你知道自己即將大吃大蒜的時候。）

5. 找出「隱藏」的加工食品。其中，含大量防腐劑的營養穀片，還有市售的穀麥棒，都會使下食道括約肌鬆弛。適合低酸守門人的吐司麵包跟和抹醬可提供更多飽足感，糖分也比較少，能幫你輕鬆戒掉吃穀片的習慣。至於穀麥棒，我總是提醒病患亞維醫師特製的「能量棒」（見 185 頁）非常好吃，材料包括十顆杏仁、兩顆椰棗乾、一小匙新鮮花生奶油醬（加工的花生醬太酸）。加入葡萄乾、杏李乾和刺槐豆會更加美味。

6. 最後一個是在修復期之前常聽到的抱怨：「不能吃洋蔥和大蒜，豈不是**什麼**都不能吃了嗎？」我會提醒病患，當他們得以發揮創意、使用香料之後，恐懼就會消失。薑、孜然和香菜混合在一起；奧勒岡葉（oregano）、紅椒粉和鹽，加上番紅花；氣味強烈且令人滿意到忘記洋蔥與大蒜的阿魏。而且在我宣布保養期能吃煮熟的洋蔥與大蒜（前提是它們不是你的激酸食物！）後，病患都會露出安心的笑容。

▌捲起袖子，開始做菜吧！

下一章將提供數十個修復期的食譜，包括早餐、午餐、晚餐與點心。我也特別設計了為時兩週的參考飲食計畫，讓各位無須摸索就能直接進入低酸飲食的世界。

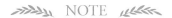

NOTE

修復期低酸飲食
計畫與食譜

▋ 開始準備

有些低酸守門人不想天天花時間思考每一餐要煮什麼,因此我設計了非常簡單的一週菜單,只要重複 4 次就能完成 28 天的修復期。如果你喜歡更有彈性的飲食計畫,可以從我提供的早餐、點心、午餐、晚餐、配菜與甜點食譜中,設計屬於你的菜單。(我也設計了第二週的菜單,用來示範和拋磚引玉。)只要記住你每天可以吃三餐外加兩次點心,時間是早上 7 點到晚上 7 點半,午餐和晚餐的其中一餐必須是純蔬食。如果你想要替換菜單內容,或是非常想吃甜點,我提供了幾樣適合低酸守門人的配菜食譜。無論是哪種情況,都要事先安排好一週 7 天的飲食內容。利用一週購物清單,讓家裡時時都有適合低酸飲食的食材。

修復期的食譜全都根據本書的低酸原則設計而成,目標是修復受到酸害的組織。每個食譜的烹調時間都很短。菜單上所有的食材都可以替換,但必須選自酸鹼值高於 5 的修復期食材清單。(光是這樣就有無數種奶昔變化!)

　　我設計的食譜，就算是做菜經驗不足的人也能得心應手。有些份量夠兩個人吃，有些則是一人份。很多人白天工作不在家，所以我考慮到他們不可能花長時間準備午餐。所以有很多午餐食譜無須加熱，前一天晚上就能做好。如果因為工作或社交因素必須外食，你可以運用以下技巧，不管在任何餐館都能選擇低酸食物。

━━ ✚ 低酸守門人的外食技巧 ━━

　　低酸飲食法本來就適合外帶。也就是說，如果你不想帶午餐去上班，或是因工作而必須上餐廳吃飯，都無須擔心。只要學會看菜單，再請廚師幫忙做點調整就行了。請記住 4 個簡單的訣竅：

1. 無論是在餐廳、小館子或超市的熟食區，想吃動物性蛋白質時，只選雞肉或海鮮。
2. 雞肉、海鮮和蔬菜的烹調方式只有 5 種：烘烤、炙燒、蒸煮、烘焙或燒烤。
3. 不吃有裹粉、油炸或加醬汁的菜。
4. 喜歡吃壽司的話，不要沾醬油和山葵。

━━━

修復期一週購物清單

接下來要介紹修復期的一週購物清單,如果你遵循書中的一週菜單,連續重複 4 週就能完成修復期療程。蛋白質和蔬果的份量,都是一人份。如果你家進行低酸飲食法的人不只一個,可以根據人數調整份量。

請注意,除了蛋白質和蔬果之外,第一週購買的食材在接下來 3 週幾乎都用得到。

以下是修復期一週需要的購物清單:

魚

- 鮭魚排……142 ～ 170 克
- 去皮比目魚排
  ……142 ～ 170 克
- 新鮮魚排……142 ～ 170 克
  (吳郭魚、鱒魚、鰈魚、歐洲鱸或鰻魚。買新鮮的魚,星期四要用)

雞肉

- 去骨去皮雞胸肉……454 克
- 火雞肉絞肉
  ……114 ～ 142 克

雞蛋

- 12 顆

蔬菜、香草

- 菠菜……454 克
- 蘿蔓萵苣……1 顆
- 芝麻菜……114 克
- 羽衣甘藍……1 把(做沙拉)
- 高麗菜……114 ～ 142 克
  (5 ～ 6 片葉子)
- 白菜……中等大小,1 ～ 2 顆
- 青花菜……908 克
- 蘆筍……1 把

- 芹菜梗……3 支
- 黃瓜……2～3 根
- 小夏南瓜……1 根
- 小茄子……1 根
- 黃色胡瓜……1 顆
  （非基因改造）
- 小馬鈴薯……1 顆
- 地瓜……2 顆
- 胡蘿蔔……908 克
  （不用迷你胡蘿蔔）
- 生甜菜……1 顆
- 新鮮生薑……1 塊
- 四季豆……85～114 克
  （新鮮或冷凍都可）
- 有機玉米……85～114 克
  （冷凍，非基因改造）
- 青豆……1 小包（冷凍）
- 小褐菇……85 克
- 羅勒……1 把
- 香菜……1 把
- 歐芹……1 把
- 新鮮迷迭香……1 小包
- 新鮮香草……1 小包（百里
  香、鼠尾草或香薄荷都可以）

橄欖

- 去核黑橄欖……85 克

水果

- 香蕉……3～5 根
- 熟西洋梨……2 顆
- 綜合莓果……2 杯
  （藍莓、桑葚、黑莓、草莓）
- 木瓜……1 顆（非基因改造）
- 新鮮水果……1135 克
  （哈密瓜、西瓜、香瓜、荔枝）
- 哈斯酪梨（Hass avocado）
  ……3 顆

果乾

- 去核哈拉威椰棗乾……5 顆
- 黑葡萄乾……1 小包
  （不含防腐劑和色素）
- 椰絲……1 小包

堅果與種子（生的、未加鹽）

- 胡桃……1 小包
- 腰果、胡桃或開心果
  ……57 克

- 核桃……1 小包
- 南瓜籽……1 小包
- 芝麻……1 小包
- 杏仁……1 小包
- 松子……1 小包

抹醬

- 現磨有機生花生奶油醬
  ……1 小盒
- 新鮮杏仁奶油醬……1 小盒

乳酪

- 壓碎的菲達乳酪……227 克
- 新鮮水牛莫札瑞拉乳酪
  ……227 克
- 磨碎的帕瑪森乳酪
  ……454 克

不含乳汁的乳品

- 豆漿（非基因改造）
  或米漿……1.9 公升
- 杏仁漿……1.9 公升

麵包、穀物

- 鋼切或傳統碾壓燕麥
  ……1 小包
- 全穀螺旋麵……1 小包
- 百分百全穀麵包……1 條
- 全麥麵粉……1 小包

調味料

- 凱爾特海鹽……1 包
- 冷壓初榨橄欖油或椰子油
  ……1 瓶
- 布萊格胺基酸醬油……1 瓶
- 大麻籽蛋白粉……1 小包
  （可選擇加入奶昔）
- 香草萃取液……1 小瓶

酸鹼值 5 以上的合格食物

如果遵循建議菜單一、兩週之後，你決定要自創菜單，可以從下列合格食物中挑選食材：

酸鹼值 5 以上的生菜與香草

長黃瓜	7.6
夏南瓜	6.8
白花椰菜	6.72
蘿蔓萵苣	6.6
菠菜	6.5
青花菜	6.28
芹菜	6.24
捲心萵苣	6.23
牛皮菜（生）	6.22
蘆筍（生）	6.21
香菜（新鮮）	6.18
羽衣甘藍	6.01
高麗菜	5.98
芝麻菜	5.92
羅勒	5.92
歐芹（新鮮）	5.65
黃瓜	5.44
黃甜椒	5.2

酸鹼值 5 以上的水果與果乾

酪梨	7.12
黑橄欖（切里尼奧拉品種，泡水）	7.10
西瓜	6.53
哈密瓜	6.42
荔枝	5.91
胡桃南瓜（生）	5.81
香蕉	5.71
木瓜	5.66
椰棗（Delilah 品牌的哈拉威椰棗乾）	5.49
土耳其杏李	5.1
火龍果	5.45
香瓜	5.42
南瓜	5.40
西洋梨	5.15

酸鹼值 5 以上的根莖蔬菜

小褐菇	6.79
紅皮馬鈴薯（煮熟）	6.4
薑	6.28
韭蔥	6.21
甜菜（生）	6.19
胡蘿蔔（生）	6.14
大蒜	6.17

洋蔥（甜）　　　　　　　　　　　　　　　6.15

馬鈴薯（褐皮或育空金黃，煮熟）　　　　5.95

地瓜（煮熟）　　　　　　　　　　　　　5.91

胡蘿蔔（煮熟）　　　　　　　　　　　　5.83

甜菜（煮熟）　　　　　　　　　　　　　5.79

酸鹼值 5 以上的乳製品

藍紋乳酪　　　　　　　　　　　　　　　6.99

奶油（含鹽）　　　　　　　　　　　　　5.86

硬質乳酪（都柏林）　　　　　　　　　　5.8

硬質乳酪（帕瑪森）　　　　　　　　　　5.4

硬質乳酪（艾斯阿格）　　　　　　　　　5.20

軟質乳酪（莫札瑞拉）　　　　　　　　　5.2

硬質乳酪（切達）　　　　　　　　　　　5.16

酸鹼值 5 以上的雞蛋

蛋白　　　　　　　　　　　　　　　　　8.84

雞蛋（水煮，有機）　　　　　　　　　　7.48

蛋黃　　　　　　　　　　　　　　　　　6.32

酸鹼值 5 以上的乳製品替代物

杏仁漿（香草口味，Silk 品牌）　　　　　8.40

杏仁漿（原味，Silk 品牌）　　　　　　　8.36

豆漿（原味）　　　　　　　　　　　　　7.94

豆腐	6.9
米漿（原味，有機）	6.35

酸鹼值 5 以上的木本堅果

杏仁（生）	6.08
核桃（生）	5.96
腰果（鹽味）	5.41
開心果（鹽味）	5.33

酸鹼值 5 以上的調味料與抹醬

杏仁奶油醬（天然）	6.32
花生奶油醬（現磨）	6.15
布萊格胺基酸醬油（取代醬油）	5.00

酸鹼值 5 以上的水

艾維摩鹼性水（Evamor）	8.8
雅加泉礦泉水（Aquadeco）	7.78
亞納礦泉水（Jana）	7.78
聰明蒸餾水（Smart Water）	7.7
斐濟水	7.55
依雲礦泉水（Evian）	7.36
亞利桑那離子水（Arizona Vapor Water）	7.3
紐約市自來水（未過濾）	7.23
佛斯無氣泡礦泉水（Voss flat water）	6.68

紐約市自來水（多次過濾）	6.59
沛綠雅礦泉水（Perrier）	5.64
達撒尼純水（Dasani）	5.46
椰子水（Zico）	5.2
蒸餾水	5.22

酸鹼值 5 以上的肉類、禽類、魚類和海鮮

龍蝦（用水煮熟）	7.30
蝦（用水煮熟）	6.92
蟹肉	6.75
比目魚（水煮）	6.62
鮭魚（燒烤）	6.32
章魚（燒烤）	6.30
鮪魚（含水的罐頭）	6.18
火雞（新鮮，烘烤）	6.17
沙丁魚（新鮮）	6.15
鮪魚（炙燒）	6.10
鱈魚（燒烤）	6.05
漢堡肉	5.8
雞肉（燒烤）	5.23
牛肉（沙朗）	5.1

酸鹼值 5 以上的麵包

多穀麵包（Bread Alone）	5.53
以西結亞麻麵包	5.48
百分百全穀麵包	5.35
以西結芝麻麵包	5.27
全麥纖維麵包	5.07

酸鹼值 5 以上的豆類

青豆	6.80
豇豆	6.62
枝豆	6.57
白腰豆（罐頭，有機）	6.10
鷹嘴豆（罐頭，Goya 品牌）	6.04
黑豆（罐頭，Goya 品牌）	5.93
紅豆（罐頭，Goya 品牌）	5.87

修復期一週飲食計畫

這是我為病患設計的修復期一週飲食計畫。每一頓正餐和點心都有代碼，幫助你了解營養是否均衡：

AP	＝動物性蛋白質（魚或雞肉）
V	＝蔬食
G	＝穀物
F	＝水果
E／**D**	＝蛋或乳製品
N	＝堅果為主
N／**F**	＝堅果與水果

如果你選擇使用我的一週飲食計畫，建議你印一張貼在冰箱上，做為提醒。大部分的病患都覺得沒有自己設計菜單的必要，而是每週重覆同樣的菜單，直到 4 週結束。但是如果你喜歡每週都有不一樣的變化，可以參考本節的低酸食譜設計菜單。別忘了每天的其中一餐（午餐或晚餐）要吃蔬食。

修復期第 1 週飲食計畫

	第 1 天	第 2 天	第 3 天	第 4 天	第 5 天	第 6 天	第 7 天
早餐 7:00 — 9:00	**F** Dr.亞維特製莓果旋風奶昔 p.179	**E / D** 菠菜蛋餅 p.180	**G** 香蕉燕麥佐胡桃與椰子脆片 p.182	**F** Dr.亞維特製莓果旋風奶昔 p.179	**E / D** 青花菜蛋餅 p.182	**G** 梨子燕麥佐胡桃與椰子脆片 p.183	**V** 鮮綠蔬果汁 p.179
上午點心 10:00 — 11:00	**V** 酪梨橄欖醬吐司 p.184	**F** 新鮮水果 （227 克）	**V** 生菜	**E / D** 全熟水煮蛋	**F** 新鮮水果 （227 克）	**E / D** 莫札瑞拉香草吐司 p.184	**N** 杏仁奶油醬蜂蜜吐司
午餐 12:30 — 14:00	**AP** Dr.亞維特製健康雞塊 p.186 佐蘆筍	**V** 高纖沙拉 p.186	**AP** 青醬雞肉三明治 p.187	**V** 酪梨橄欖醬高麗菜捲 p.188	**V** 蔬菜螺旋麵沙拉 p.189	**AP** 繽紛雞肉沙拉 p.188	**AP** 炙燒香草鮭魚佐蒸菠菜 p.202
下午點心 15:00 — 16:00	**N / F** Dr.亞維特製能量棒 p.185	**N** 綜合木本堅果	**F** 新鮮水果 (170-199 克)	**N** 杏仁奶油醬吐司	**N** 綜合木本堅果	**F** 新鮮水果 (142-170 克)	**F** 新鮮水果 （227 克）
晚餐 18:00 — 19:30	**V** 甘藍「科布」沙拉 p.241	**AP** 味噌龍舌蘭醬比目魚佐芝麻白菜 p.192	**V** 青花菜奶油湯佐南瓜籽和地瓜條 p.201	**AP** 火雞肉漢堡佐芝麻菜薑汁沙拉 p.193	**AP** 魚排薯條 p.194	**V** 木瓜沙拉 p.194	**V** 烤蔬菜三明治 p.195

　　下頁是修復期第 2 週的示範菜單。無論你是選擇我的菜單，或是根據修復期的原則自己設計菜單，建議你先準備好一整週的菜單，這樣比較容易持之以恆。

修復期第 2 週飲食計畫

	第 1 天	第 2 天	第 3 天	第 4 天	第 5 天	第 6 天	第 7 天
早餐 7:00 — 9:00	**G** 「巧克力」杏仁奶油奶昔 p.180	**G** 高纖米布丁 p.183	**F** Dr.亞維特製莓果旋風奶昔 p.179	**G** 梨子燕麥佐胡桃與椰子脆片 p.183	**F** Dr.亞維特製莓果旋風奶昔 p.179	**E / D** 青花菜蛋餅 p.182	**N** 「巧克力」杏仁奶油奶昔 p.180
上午點心 10:00 — 11:00	**F** 新鮮水果 （227 克）	**V** 生菜	**E / D** 莫札瑞拉香草吐司 p.184	**N / F** Dr.亞維特製能量棒 p.185	**F** 酪梨橄欖醬吐司 p.184	**F** 新鮮水果 （227 克）	**E / D** 莫札瑞拉香草吐司 p.184
午餐 12:30 — 14:00	**G** 高纖沙拉 p.186	**AP** 繽紛雞肉沙拉 p.188	**V** 蔬菜螺旋麵沙拉 p.189	**AP** 墨式蝦子沙拉佐酪梨、黑豆與香菜 p.196	**AP** Dr.亞維特製健康雞塊 p.186 佐 227 克 pH5 蔬菜，生吃或蒸煮都可	**V** 烤蔬菜三明治 p.195	**AP** 火雞肉漢堡佐芝麻菜薑汁沙拉 p.193
下午點心 15:00 — 16:00	**V** 生菜	**F** 新鮮水果 （227 克）	**N** 綜合木本堅果	**V** 生菜	**N** 綜合木本堅果	**N / F** Dr.亞維特製能量棒 p.185	**V** 生菜
晚餐 18:00 — 19:30	**AP** 炙燒香草鮭魚佐蒸波菜 p.202	**V** 酪梨橄欖醬高麗菜捲 p.188	**AP** 味噌龍舌蘭醬比目魚佐芝麻白菜 p.192	**V** 烤甜菜與鮮黃瓜佐白豆泥 p.198	**V** 木瓜沙拉 p.194	**AP** 魚排薯條 p.194	**V** 甜菜藜麥沙拉佐蒸甘藍菜與鷹嘴豆 p.199

177

修復期
食譜

修復期的食譜分為 5 大類，查詢起來很方便：早餐、點心、午餐、晚餐、配菜（搭配魚或雞肉料理）和甜點（以備嘴饞之需）。修復期必須遵守「5 的規則」，修復期只能吃酸鹼值高於 5 的食材，請參考 169 到 174 頁的完整清單。

修復期早餐食譜

Dr.亞維特製

莓果旋風奶昔 **F**

這杯奶昔深受我的病患喜愛。別忘了
根據低酸飲食的原則，莓果必須用非
乳製的堅果或椰奶來中和酸性。也可
以加入菠菜或 1 大匙大麻籽蛋白
粉，營養升級。

🍳 1 人份　🕐 5 分鐘

食材

藍莓或綜合莓果...........................1 杯
杏仁漿...½ 杯
香蕉...1 根
冰塊...................3～4 顆（非必須）

作法

全部材料放入果汁機，打到質地柔滑
為止。倒進玻璃杯即可享用。

鮮綠蔬果汁 **V**

這道鮮綠蔬果汁會用到榨汁機。如果
你家沒有，可以請附近的果汁吧幫你
製作。只要請店員用綠色蔬菜幫你做
果汁就行了，因為綠色蔬菜絕對不是
酸性的。你可以增加或替換以下蔬
菜：甜菜、白菜、歐芹、香菜、牛皮
菜和萵苣。如想增加甜味，就多放一
點胡蘿蔔。

🍳 1 人份（350～450 毫升）
🕐 5～10 分鐘

食材

大胡蘿蔔 .... 2～3 根
高麗菜葉 .... 5～6 片
有機芹菜梗 .... 2 支
⌈ 熟西洋梨 .... 1 顆
⌊ 或酸鹼值高於 5 的水果.......... ½ 杯
有機黃瓜 .... 1 根
有機新鮮菠菜 .... 1 杯
冰塊.................................... 3～4 顆

作法

蔬果放入榨汁機，按下開關。打完
後，倒進玻璃杯，加幾顆冰塊，慢慢
啜飲。

「巧克力」杏仁奶油奶昔 G

把材料丟進果汁機，按下開關就能做出一份清爽的早餐或零食，還有比這更簡單的事情嗎？

🍳 2 人份　🕐 5 分鐘

食材

碾壓燕麥 .... ¼ 杯
香草萃取液 .... ½ 小匙
刺槐豆粉 .... 1 大匙
杏仁奶油 .... 1 大匙
香蕉 .... 1 根
杏仁漿 .... 1 杯
冰塊 .... 2 顆

作法

所有材料丟進果汁機，打到質地柔滑為止。倒進玻璃杯即可享用。

菠菜蛋餅 E / D

這道小餐館的人氣料理作法超簡單，早、午、晚餐都適合。如果你肚子有點餓又不太餓，做這道菜只需 5 到 10 分鐘。

🍳 1 人份　🕐 5～10 分鐘

食材

橄欖油或椰子油 .... ½ 小匙
大型雞蛋 .... 1 顆
大型雞蛋的蛋白 .... 2 顆
切碎的黑橄欖 .... 1 大匙
磨碎的帕瑪森乳酪 1 小匙（非必須）
新鮮菠菜 .... 1 把
烤全穀麵包 .... 1 片

作法

以中火熱油。在小碗裡攪拌蛋、蛋白、橄欖和乳酪（若有）。把蛋汁倒進鍋裡，煎到滋滋作響但尚未熟透時，加入菠菜攪拌 1 分鐘，或是攪拌到蛋熟透為止。起鍋裝盤，跟全穀麵包一起上桌。

低酸藍莓可麗餅 G

做可麗餅是需要練習的，如果一開始失敗了，不要灰心。請繼續加油。這裡列出的材料可做 2～4 張可麗餅，數量取決於鍋子的大小。

👨‍🍳 3 人份　🕐 20 分鐘

可麗餅皮

大型雞蛋 .... 1 顆
杏仁漿 .... 1 杯
凱爾特海鹽 .... 少許
龍舌蘭花蜜 .... 1 小匙
香草萃取液 .... 2～3 滴
全穀麵粉 .... 1 杯
椰子油（另備塗抹鍋底用）... 1 大匙

餡料

新鮮藍莓 .... 1 杯
龍舌蘭花蜜 .... 2 小匙

作法

1　準備一個大碗，放入蛋、杏仁漿、鹽、龍舌蘭花蜜、香草萃取液（若有），加半杯水攪拌均勻。之後加入麵粉，繼續攪拌，直到麵糊沒有結塊。如果麵糊很濃稠，可加水或杏仁漿稀釋，一次加一小匙即可。加入椰子繼續攪拌。

2　大火加熱中型不沾鍋。鍋裡滴一滴油，用料理刷把油均勻刷開。用長柄勺把麵糊舀到鍋子裡，晃動鍋子，讓麵糊均勻分散。麵糊均勻分散後，把鍋子放回爐火上，轉中火，煎到餅皮邊緣變硬為止，時間大約是 60 到 90 秒。用鏟面較薄的平底鍋鏟幫餅皮翻面，再煎 1 分鐘。

3　餅皮放在盤子上。重複上述過程，直到麵糊用完為止。如果中途鍋子變得太乾，可再刷油。

4　**製作餡料**：準備一只中型深鍋，把藍莓和龍舌蘭花蜜煮至沸騰後轉小火。用鍋鏟輕輕攪拌並按壓藍莓，把藍莓汁壓出來。小火微滾 5 到 10 分鐘，煮到合適的濃稠度之後即可關火。

5　上桌前，把餅皮放在盤子上，舀一大匙餡料放在餅皮中間，包成三角形或捲成捲餅。重複上述過程，直到餅皮與餡料用完。立即可食。

香蕉燕麥佐胡桃與椰子脆片 G

一旦學會了這道飽足感滿點的早餐，絕對不會懷念高糖、高酸的早餐穀片。

🍳 1 人份　🕐 5～10 分鐘

食材

非乳製奶類（有機豆漿、杏仁漿或米漿）............................½ 杯
凱爾特海鹽 ....少許
傳統碾壓燕麥 ....5 大匙
香蕉，切片 ....半根
切碎生胡桃 ....1 大匙
椰子脆片 ....1 大匙
香草萃取液（非必須）........2～3 滴

食材

把非乳製奶類和鹽倒入不沾鍋，以中火加熱。加入燕麥後，持續攪拌兩分鐘左右，直到質地濃稠滑順。關火，加入香蕉、胡桃、椰子脆片與香草萃取液（若有）。均勻攪拌之後即可上桌。

青花菜蛋餅 E / D

任何一種質地結實的綠色蔬菜，都可以跟蛋一起料理。青花菜蛋餅是又快又好吃的經典蛋餅。

🍳 1 人份　🕐 5～10 分鐘

食材

大型雞蛋 ....1 顆
大型雞蛋的蛋白 ....2 顆
橄欖油或椰子油 ....½ 小匙
切碎的青花菜，室溫 ....1 把
磨碎的帕瑪森乳酪 ....1 小匙
烤全穀麵包 ....1 片

作法

在小碗裡攪拌蛋和蛋白。油倒入不沾鍋，中火加熱。青花菜下鍋，翻炒約 1 分鐘。加入蛋汁與乳酪，輕輕攪拌。蛋體變得蓬鬆之後，再煮 1 分鐘左右。煮到你喜歡的熟度即可關火，跟全穀麵包一起上桌。

梨子燕麥佐胡桃與椰子脆片 ⒢

👨‍🍳 1 人份　　🕐 5～10 分鐘

食材

非乳製奶類（有機豆漿、杏仁漿或米漿）.. ½ 杯
凱爾特海鹽 .... 少許
傳統碾壓燕麥 .... 5 大匙
香草萃取液（非必須）........ 2～3 滴
熟西洋梨，切成小丁 .... ½ 顆
切碎的生胡桃或核桃 .... 1 大匙
椰子脆片 .... 1 大匙

作法

在小深鍋裡加入非乳製奶類跟鹽，以中火加熱。加入燕麥跟香草萃取液（若有），持續攪拌 2 到 3 分鐘，煮到質地變得濃稠滑順。關火，一邊攪拌一邊加入梨子丁、胡桃與椰子碎片，立即上桌。

高纖米布丁 ⒢

我們都覺得米布丁是甜點，但其實很適合當早餐。對喜歡吃甜口味早餐的人來説，米飯加果乾是理想的組合。

👨‍🍳 2 人份
🕐 10～12 分鐘，外加煮飯時間

食材

熟糙米飯 .... ½ 杯
豆漿 .... ½ 杯
香草萃取液（非必須）........... 1 小匙
椰絲 .... 1 ½ 大匙
葡萄乾 .... 2 匙
土耳其杏李乾，切碎 .... 3～4 顆

作法

把糙米飯跟豆漿倒入不沾鍋，一邊攪拌一邊煮沸。加入香草萃取液（若有），繼續煮 2～3 分鐘。關火之後，一邊攪拌一邊加入椰絲、葡萄乾與杏李乾，立即上桌。

修復期點心食譜

酪梨橄欖醬吐司 Ⓥ

👨‍🍳 1 人份　　🕐 5 分鐘

食材

去核黑橄欖，瀝乾.................... 12 顆
熟哈斯酪梨，去核並挖出果肉..........
.... 1 顆
切碎的新鮮香菜...................... 1 小匙
烤全穀麵包 .... 1 片
黃瓜，削皮、去籽（視偏好而定）、
切碎....................................⅓ 根
芝麻菜....................................1 把

作法

橄欖、酪梨和香菜放入食物調理機，攪打至質地滑順。在全穀麵包上塗抹橄欖醬，放上黃瓜與芝麻菜即可上桌。

莫札瑞拉香草吐司 Ⓓ

說到點心，這絕對是最簡單好做的開口三明治。

👨‍🍳 1 人份　　🕐 5 分鐘

食材

烤全穀麵包 .... 1 片
新鮮莫札瑞拉乳酪
（直徑約 2.54 公分）............ 1～2 片
新鮮羅勒葉 .... 2 片

作法

乳酪與羅勒葉鋪在全穀麵包上，就能直接享用。

Dr.亞維特製

能量棒 N

🍴 1 人份

🕒 15 分鐘，外加冷卻時間

食材

去核椰棗乾 .... 2 ½ 顆
杏仁 .... 10 顆
有機花生奶油醬 .... 1 ½ 小匙
香草萃取液 .... 1 滴
椰絲 .... 1 ½ 小匙

作法

椰棗乾跟杏仁放入食物調理機，攪打約 1 分鐘直到質地呈泥狀。把椰棗杏仁泥放入小碗，加上花生奶油醬與香草萃取液，用湯匙均勻攪拌 1 分鐘。攪拌後的材料倒在砧板上，捏成市售「能量棒」的大小。兩面都裹上一層椰絲，這絕對會是你吃過最健康的能量棒！

小提醒：冰過之後更好吃。

新鮮水果（227 克）

可以選擇的水果包括：哈密瓜、木瓜、西瓜、香瓜、熟梨子、香蕉或荔枝。準備一種水果裝成兩杯，或是把上述的水果混合搭配成兩杯。

綜合木本堅果

28.4 克堅果大約是一把。可以選擇的堅果包括：核桃、腰果、胡桃或開心果。

生菜

切 1 根胡蘿蔔、1 支芹菜梗和半根長黃瓜。如有需要，可用少許凱爾特海鹽調味。

修復期午餐食譜

Dr.亞維特製

健康雞塊 AP

🍴 1 人份　　🕐 15～20 分鐘

食材

大型雞蛋 .... 1 顆
凱爾特海鹽，調味用 .... 適量
全穀麵粉 .... 2 大匙
無骨去皮雞胸肉............. 114～142 克
切碎新鮮迷迭香...................... ½ 小匙
切碎新鮮歐芹 .... 1 小匙
橄欖油或椰子油...................... ½ 小匙

作法

1　備好生產線。在小碗裡打蛋，加少許鹽調味。另一個碗裝麵粉，放在旁邊。雞胸肉平均切成四塊，用鹽、迷迭香跟歐芹調味。用保鮮膜蓋住雞胸肉，兩面都要捶打，使肉質變軟。

2　油倒入不沾鍋，中火加熱。動作迅速確實，把一塊雞肉先泡蛋汁，再沾麵粉，兩側都要沾。把雞肉小心放進鍋子裡。剩下雞塊作法一樣。雞肉兩面各煎 2 至 3 分鐘。加入兩大匙水，蓋上鍋蓋，再煮 2 至 3 分鐘，直到水收乾為止。想吃酥脆雞肉的話，多煎 1 至 2 分鐘。

高纖沙拉 Ⓥ

這是低酸守門人最常吃的新鮮蔬菜沙拉。如果你喜歡吃煮熟的蔬菜，汆燙豆子的作法，請見 152 頁；烘烤甜菜的作法，請見 148 頁。這道食譜中的蔬菜可用任何酸鹼值 5 以上的蔬菜替代。到了保養期，還可以加入甜椒。

🍴 1 人份　　🕐 5～10 分鐘

食材

蘿蔓萵苣，切碎 ...57～85 克 (3 大片)
切碎的青花菜 .... 1 把
切碎的黃瓜 .... ½ 杯
切絲的胡蘿蔔 .... 3 大匙
卡拉瑪塔橄欖（kalamata），
瀝乾後切碎、去核 .... 5～6 顆
新鮮或冷凍青豆，汆燙........... 3 大匙
切絲的生甜菜或烤甜菜 .... 3 大匙
橄欖油 .... 1 小匙
壓碎的菲達乳酪..................... 2 大匙
凱爾特海鹽 .... 少許
全穀麵包，烤過後切丁（非必須）
.... 1 片

作法

材料放進沙拉碗裡，攪拌均勻即可。

青醬雞肉三明治 AP

這道樸實又美味的雞肉三明治簡單好做，吃過之後就不會想買附近店家賣的三明治了。如果你沒時間自己烤雞肉，可以去信得過的烤雞店買。記得要買原味烤雞，不要買用檸檬、大蒜、照燒醬或其他加工醬料醃過的烤雞。

🍳 1 人份　　🕐 20 分鐘

食材

去骨去皮雞胸肉，或是自製雞高湯（見 243 頁）用剩的雞肉
..................................114～142 毫升
凱爾特海鹽 .... 少許
加 1 大匙有機橄欖油.................. ¼ 杯
新鮮羅勒葉，裝滿....................... 2 杯
無鹽松子 .... ¼ 杯
磨碎帕瑪森乳酪（非必須）... 2 大匙
全穀麵包 .... 2 片
┌ 蘿蔓萵苣葉 .... 2 片
└ 或芝麻菜 .... 1 把
新鮮水牛莫札瑞拉乳酪，薄片.... 2 片

作法

1　烤箱預熱至攝氏 200 度。在雞胸肉上撒鹽，用一大匙橄欖油塗滿表面。可使用深烤盤，或是放在鋪了烤盤紙的淺烤盤上，烘烤 12 至 15 分鐘。烤到一半時，把雞胸肉翻面一次。烤完後從烤箱取出，靜置冷卻。

2　烤雞胸肉的同時，把羅勒葉、¼ 杯橄欖油、松子和帕瑪森乳酪（若有）放進食物調理機，攪打到質地像黏土一樣。

3　雞胸肉切成一口大小，跟青醬放在同一個碗裡輕輕攪拌，直到每塊雞肉都被青醬包覆。把萵苣和莫札瑞拉乳酪鋪在麵包上。用湯匙舀起青醬雞胸肉，放在麵包上即可享用，可以只用單片麵包，也可以做成三明治。

調整與添加：青醬若不想使用乳製品，可以不加帕瑪森和莫札瑞拉乳酪。若有需要，可增加鹽的用量。

187

酪梨橄欖醬高麗菜捲 Ⓥ

這道菜營養豐富。完成後請馬上食用，因為酪梨在少了柑橘類水果的情況下，很快就會氧化。

🍳 1 人份　🕐 10～12 分鐘

食材

去核黑橄欖，瀝乾..................... 12 顆
熟哈斯酪梨，去核並挖出果肉.... 1 顆
切碎的新鮮香菜...................... 1 小匙
新鮮高麗菜葉，洗淨後瀝乾，
切除菜梗 .... 2～3 片
黃瓜，削皮去籽、切碎.............. ⅓ 根
芝麻菜 .... 1 把

作法

橄欖、酪梨和香菜放入食物調理機，製作橄欖醬。在高麗菜葉上塗抹橄欖醬，放上黃瓜與芝麻菜。捲起菜葉，即可享用！

繽紛雞肉沙拉 ⒶⓅ

使用冷凍蔬菜亦可，不想先退冰的話，可以先汆燙 2 至 3 分鐘。這道雞肉沙拉變化豐富，可加入任何蔬菜。進入保養期之後，可以加半顆切碎的烤甜椒與兩大匙切細的生韭蔥，增添色彩。

🍳 1 人份　🕐 25 分鐘

食材

凱爾特海鹽，調味用
橄欖油 .... 1 小匙
去骨去皮雞胸肉........... 114～142 克
冷凍有機玉米，解凍....... 85～114 克
冷凍四季豆，解凍切碎 ... 85～114 克
布萊格胺基酸醬油..............2～3 大匙
蜂蜜...................................... 1 大匙
凱爾特海鹽（非必須）............. 少許

作法

1　預熱烤箱至攝氏 200 度。雞胸肉上撒鹽跟橄欖油，可使用深烤盤，或是放在鋪了烤盤紙的淺烤盤上，烤 10 至 12 分鐘。烤到約 5～6 分鐘時，雞胸肉翻面一次。烤好後從烤箱取出，靜置冷卻後切成小丁。

2　雞肉丁跟玉米、青豆放進一個中型碗，加入布萊格胺基酸醬油、蜂蜜跟鹽（若有）攪拌調味。

蔬菜螺旋麵沙拉 ⓥ

學會這道簡單料理之後，就不必特地去餐廳吃「春季蔬菜義大利麵」（pasta primavera）了。這道冷麵美味無比！

🍳 1 人份　🕐 20 分鐘

食材

凱爾特海鹽，調味用

全麥螺旋麵 .... ½ 杯

蘆筍梗 .... 5～6 支

小褐菇 .... 85 克

橄欖油 .... 1 小匙

切碎的新鮮歐芹 .... 1 大匙

新鮮芝麻菜，略切 .... 1 把

磨碎的帕瑪森乳酪 .... 2 小匙

作法

1 準備一大鍋鹽水高溫煮沸。螺旋麵下鍋，滾煮約 9 分鐘，煮到彈牙為止。起鍋，把麵瀝乾。

2 煮麵時，把蘆筍一支一支洗乾淨，去除頭尾（見**小提醒**）。蘆筍切成半吋長短。小褐菇洗淨瀝乾，切塊。

3 油倒入厚底鍋，大火加熱。小褐菇下鍋，轉中火，翻炒約 3 分鐘，或是炒到小褐菇的邊緣略焦。撒鹽，加入蘆筍和歐芹，翻炒約 3 分鐘，偶爾攪動即可。

蔬菜起鍋，跟螺旋麵拌在一起。加入芝麻菜與帕瑪森乳酪，充分攪拌，美味蔬食螺旋麵大功告成。

小提醒：幫蘆筍去除頭尾的專業手法是兩手捏著蘆筍的兩端，把蘆筍往內彎曲，蘆筍會自然斷在嫩肉與纖維的交界處。有些廚師覺得這樣太浪費，但太韌的地方吃起來口感不佳。不過蘆筍的頭尾不一定要丟掉，因為頭尾也很營養。可以冷凍保存，自製高湯或煮湯時再拿出來用。

炙燒香草鮭魚佐蒸菠菜

AP

新鮮或冷凍鮭魚排都適用。如果使用冷凍鮭魚，一定要完全退冰，用廚房紙巾把水分擦乾之後再下鍋。

🍳 1 人份　　🕐 12～15 分鐘

食材

橄欖油 ....1 大匙和 1 小匙
鮭魚排，帶皮 .... 142 克
凱爾特海鹽 .... 2 撮
香草（新鮮或乾燥歐芹、百里香、鼠尾草或迷迭香）...................... 1 小匙
檸檬 .... 2～3 片
新鮮嫩菠菜 .... 2 杯

作法

1 厚底鍋裡加入 1 大匙橄欖油，中火加熱約 1 分鐘。倒入 ¼ 杯水，煮至微滾。鮭魚排放入鍋內，皮朝上，加 1 撮鹽與 ½ 小匙香草。蓋上鍋蓋，煮 2 至 3 分鐘。鮭魚排翻面，鋪上檸檬片。視需要加水。撒上剩餘的 ½ 小匙香草，蓋上鍋蓋繼續煮 2 至 3 分鐘。若喜歡吃脆一點的全熟鮭魚排，可在水分收乾後，多煮 1 到 2 分鐘。小心燒焦。

2 煮鮭魚排時，在另一個鍋子裡加熱一小匙橄欖油。加入菠菜跟 1 撮鹽，翻炒約 2 分鐘，直到菠菜變軟，菠菜釋出的水分收乾。

3 把鮭魚排鋪在菠菜上即可上桌。

調整與添加：也可以搭配半片烤全穀麵包一起享用。

鮭魚菠菜沙拉佐梨子、核桃與橄欖 AP

可以用乾燥鷹嘴豆，也可以用鷹嘴豆罐頭。如果你決定自己煮鷹嘴豆，可以多煮一點（超過食譜標示份量）。多做的放冰箱冷藏，可存放一個星期，用來拌沙拉。小心不要把鮭魚排烤焦了。如果離火源太近，魚肉的表面會熟得很快，但裡面卻還沒煮熟。如果想烤均勻一點，不要把鮭魚排直接放在火源上。

🍳 2 人份

🕐 15～20 分鐘（若用乾豆需時更久）

食材

乾燥鷹嘴豆.........................½ 杯
或鷹嘴豆罐頭.........................1 杯
鮭魚排，帶皮 ....2 片（120 克）
橄欖油（另備淋鮭魚排用）... 1 小匙
凱爾特海鹽，調味用
新鮮嫩菠菜 ....4 杯
熟成中型西洋梨，切成約 1.3 公分厚的薄片 ....1 顆
核桃，烤過之後切碎 ....½ 杯
金黃葡萄乾 ....½ 杯
去核卡拉瑪塔橄欖，瀝乾切碎... ¼ 杯
去核綠橄欖，瀝乾.....................¼ 杯

作法

1 如要現煮鷹嘴豆，把 ½ 杯的乾鷹嘴豆洗乾淨，放在大玻璃碗泡水一夜後，用水徹底沖乾淨。把鷹嘴豆跟兩杯鹽水一起煮滾，轉中火。蓋上蓋子微滾 40 到 45 分鐘，把鷹嘴豆煮軟，但不到散開的程度。瀝乾之後室溫冷卻。（一定要選擇有機的鷹嘴豆罐頭。罐內應有水、鹽和豆子。開罐之後把豆子沖洗乾淨就能直接使用。）

2 預熱烤爐。把鮭魚排放在鋁製烤盤或鋪了烤盤紙的烤盤上，淋少許橄欖油，撒鹽，烤 5 到 7 分鐘，烤到魚肉變成金黃色。拿出烤爐，靜置冷卻。

3 鷹嘴豆、菠菜、梨子、核桃、葡萄乾、橄欖加入 1 匙橄欖油和鹽之後，一起攪拌。把沙拉分別裝在兩個盤子裡，各放上一片鮭魚排。

修復期晚餐食譜

味噌龍舌蘭醬比目魚佐芝麻白菜 AP

這是一道輕盈、細緻又充滿異國風味的料理。買不到比目魚的話（如季節性緣故），可用鱈魚或任何肉厚的白肉魚替代。

🍳 1 人份　　🕐 15～20 分鐘

食材

白味噌 .... 1 大匙
龍舌蘭花蜜 .... ½ 小匙
比目魚排，去骨去皮 ..... 142～170 克
有機橄欖油，另備抹鍋底用 .. ½ 小匙
中型白菜，切粗 .... 1～2 顆
凱爾特海鹽 .... 少許
芝麻 .... ½ 小匙
烤全穀麵包（非必須）............. ½ 片

作法

1 預熱烤爐。在中型碗裡放入白味噌、龍舌蘭花蜜與一到兩大匙的水，充分攪拌。把魚排放進味噌醬裡醃浸 15 分鐘。在烤盤上放一張抹了油的錫箔紙，把魚排放上去，用烤爐烤 5 到 7 分鐘，烤到魚排的邊緣焦糖化呈金黃色。

2 烤魚的同時準備一只大煎鍋，用中火加熱 ½ 小匙橄欖油。白菜下鍋，撒鹽。翻炒 1～2 分鐘，把白菜炒軟。撒上芝麻。

3 搭配半片烤全穀麵包（若有的話），即可上桌。

火雞肉漢堡佐芝麻菜薑汁沙拉 AP

這是一道「沒有麵包」的漢堡，主角是漢堡的內餡。話說回來，有了如此美味的火雞肉排與新鮮蔬菜，誰還想吃麵包？

🍽 2 人份　　🕐 15～20 分鐘

火雞肉排

火雞絞肉（雞腿、雞胸或 2 者混合）
.... 128 克
中型芹菜莖，切段 .... ⅓ 根
中型胡蘿蔔，切絲 .... ½ 根
切絲夏南瓜，擠出水分（非必須）
.... 3 大匙
小型紅皮馬鈴薯，切絲 .... 1 顆
凱爾特海鹽 .... ¼ 小匙
小型雞蛋 .... 1 顆
全麥麵粉 .... 2 大匙
橄欖油 .... 1 小匙
布萊格胺基酸醬油

薑汁胡蘿蔔沙拉醬

胡蘿蔔，切絲 .... ½ 顆
有機橄欖油 .... 1 大匙
龍舌蘭花蜜 .... 1 大匙
新鮮的薑，削皮、切厚片 .... 0.6 公分
凱爾特海鹽 .... ¼ 小匙

沙拉

芝麻菜，切碎 .... ½ 杯
新鮮菠菜 .... 1 ½ 杯

作法

1 **火雞肉排作法**：把火雞絞肉、胡蘿蔔、芹菜、夏南瓜（若有的話）、馬鈴薯放進大碗裡充分混合，撒鹽。用另一個碗打蛋，一半蛋汁淋在絞肉泥上。（請小心，蛋汁不要全部倒進去，否則絞肉泥會太濕。）充分攪拌絞肉泥後，做 3 到 4 塊肉排。取另一個盤子倒入麵粉，每塊肉排都均勻沾滿麵粉。

2 不沾鍋以小火熱油，肉排下鍋。蓋上蓋子燜 4 到 5 分鐘，至少翻面一次。肉排煮熟之後，關火，每塊肉排噴一到兩下布萊格胺基酸醬油。

3 **沙拉醬作法**：把材料放入食物處理機，倒入 ¼ 杯水，打到質地滑順。

4 **沙拉作法**：把綠色蔬菜與薑汁胡蘿蔔沙拉醬一起攪拌，跟火雞肉排一起上桌。

魚排薯條 AP

低酸飲食法改造了這道經典的暖心食物，用更營養的地瓜取代澱粉含量較高的馬鈴薯，煮法也從油炸改成烘焙。保留了色澤與風味，但是減少了熱量。

🍳 1 人份　　🕐 20～25 分鐘

食材

魚排（吳郭魚、鱒魚、鰈魚、歐洲鱸或鯛魚）........................ 142～170 克
凱爾特海鹽，調味用
切碎的新鮮迷迭香................... 2 小匙
橄欖油 ....2～3 小匙
檸檬薄片 .... 2 片
大型地瓜，削皮洗淨、切成條狀 1 顆

作法

1 預熱烤箱至攝氏 200 度。魚排撒鹽跟迷迭香，再淋上一半橄欖油。放在鋪了鋁箔紙的烤盤上。檸檬片放在魚排上，用鋁箔紙包住魚排並封口。

2 地瓜撒鹽並淋上剩下的橄欖油。把地瓜條放在鋪了烤盤紙的烤盤上、魚排的旁邊，以免地瓜黏在烤盤上。

3 烤 15 到 20 分鐘，每隔 5 分鐘用鍋鏟翻動地瓜條一次。烤到地瓜條皮脆心軟時，就可以把烤盤拿出烤箱。此時魚排應該相當軟嫩、層層分明。請立即享用。

木瓜沙拉 V

天然的酸甜滋味，這道爽口的夏季沙拉是完美的週末午餐。

🍳 1 人份　　🕐 12～15 分鐘

食材

有機橄欖油 ....1 大匙&1 小匙
中型胡蘿蔔，切絲.....................1 根
龍舌蘭花蜜 .... 1 大匙
新鮮生薑，削皮、切厚片 .... 0.6 公分
凱爾特海鹽 .... ¼ 小匙
大高麗菜葉（約 12 吋），去梗、切碎 .... 1 片
切碎的核桃 .... 3 小匙
長黃瓜，切碎 ....⅓ 根
葡萄乾，切碎 .... 10～15 顆
壓碎的菲達乳酪..................... 2 大匙
木瓜（非基因改造），削皮並切成
½ 吋小丁 .... ½ 杯

作法

1 沙拉醬的作法是把橄欖油、半根胡蘿蔔、龍舌蘭花蜜、薑、鹽與 ¼ 杯的水放進食物調理機，攪打 1 分鐘左右，打到質地滑順為止。

2 在大碗裡放入剩下的胡蘿蔔、高麗菜、核桃、黃瓜跟葡萄乾。淋上沙拉醬充分攪拌後，放上菲達乳酪跟木瓜丁就可上桌。

烤蔬菜三明治 Ⓥ

這道美味輕食是補充蔬菜的絕佳方法。因為每一種蔬菜都只會用到一些，所以會剩下很多蔬菜。把剩下的蔬菜包起來，放入冰箱備用。

👨‍🍳 2 人份　🕐 20 分鐘

食材

有機橄欖油，另備淋蔬菜用
...............................1～2 小匙
中型黃色胡瓜，削皮，切成 4 個圓
形厚片 ....½ 顆
地瓜，削皮、切成 8 個圓形薄片
.... ½ 顆
茄子，約 1.3 公分厚.....................2 片
凱爾特海鹽，調味用
全穀麵包 .... 4 片
含鹽莫札瑞拉乳酪.......................2 片
新鮮羅勒葉 .... 4 片

作法

1　預熱烤箱至攝氏 230 度。油倒入厚底不沾鍋，以中火加熱。待油微滾時，胡瓜下鍋，煎 1 分鐘左右，至邊緣開始焦黃。翻面繼續煎 1～2 分鐘。

2　地瓜與茄子放在鋪了烤盤紙的烤盤上，撒鹽並淋上橄欖油。烘烤12～15 分鐘，每隔 2 分鐘翻面一次。叉子可順利插進烤地瓜時就表示已經夠軟，拿出烤箱冷卻。

3　趁蔬菜冷卻時烤麵包，烤好後其中兩片麵包鋪上莫札瑞拉乳酪、羅勒、胡瓜、地瓜和茄子，再蓋上剩下的兩片麵包就大功告成了。

小提醒：進入低酸飲食法的保養期之後，也可以加入烤紅椒。

墨式蝦子沙拉佐酪梨、黑豆與香菜 AP

這道沙拉是令人愉快的大鍋菜，無須等到特殊日子就能享用。烹調和準備的過程非常容易，肯定讓你食指大動、飽足感滿點。墨西哥人都知道蝦子和酪梨是天生一對。蝦子是很好的蛋白質來源，酪梨提供健康的脂肪。蝦子如同所有的貝類和甲殼類一樣，扮演中和酸的角色，南瓜籽是墨西哥料理的神奇種子，能讓口感更加奔放。多放幾隻蝦子，隔天還能再吃一餐。相信我，你一定會想再吃的。

🍳 2～4 人份

🕐 20～25 分鐘（若用乾豆需時更久）

食材

乾燥黑豆或 1 ½ 杯罐頭黑豆 ...... ¾ 杯
凱爾特海鹽（外加一撮幫黑豆調味）
.... ½ 小匙
大型蘿蔓萵苣心，切碎 .... 1 顆
長黃瓜，切片 .... ½ 根
熟哈斯酪梨，去核並挖出果肉，切片
.... 1 顆
生南瓜籽 .... 2 大匙
新鮮香菜，略切 .... ½ 杯
橄欖油 .... 3 小匙
大蝦，洗淨、去除腸泥 .... 227 克

作法

1 若使用乾燥黑豆，先徹底清洗乾淨。把黑豆放在大碗裡，加水後浸泡一夜。

2 隔天瀝乾並沖洗黑豆，放進中型深鍋後加水，水位須蓋過黑豆。加一大撮鹽，水煮沸後蓋上鍋蓋，轉小火微滾。煮 40 到 50 分鐘，或是煮到黑豆軟而不爛。瀝乾並沖洗黑豆。靜置冷卻。（一定要選有機的黑豆罐頭，罐頭內應有水、鹽與黑豆。開罐後把豆子沖洗乾淨就能直接使用。）

3 在大碗裡放入蘿蔓萵苣、黃瓜、黑豆、酪梨、南瓜籽、香菜，加上 2 小匙橄欖油與 ¼ 小匙凱爾特海鹽，攪拌均勻。

4 用中火加熱大型煎鍋。在中型碗裡放入蝦子、½ 小匙橄欖油與剩下的 ¼ 小匙鹽並攪拌，然後把蝦子平鋪在煎鍋上，加入剩下的 ½ 小匙橄欖油，兩面各煎 1 到 2 分鐘，煮熟即可關火。

5 把沙拉分裝在盤子上，蝦子放在沙拉上即可享用。

低酸尼斯沙拉 AP

鮪魚排美味（且昂貴），煮到全熟會把風味和質地破壞殆盡，暴殄天物。壽司等級的鮪魚則可以生吃。

👨‍🍳 1 人份　🕐 12～15 分鐘

食材

橄欖油 .... 2 ½ 小匙
鮪魚排 ....2 塊（114 克）
凱爾特海鹽，多備一些調味 .. ¼ 小匙
大型蘿蔓萵苣葉，切碎 .... 1 顆
大型全熟水煮蛋，去殼切碎 .... 2 顆
四季豆，去除頭尾，汆燙後切成約
1.3 公分小段 .... 128 克
去核黑橄欖，瀝乾 .... ½ 杯
大型胡蘿蔔，切絲 .... 1 根
長黃瓜，切成半圓形 .... ½ 根
新鮮羅勒葉，切粗 .... ⅓ 杯
切碎的新鮮歐芹 .... ¼ 杯

作法

1 不沾煎鍋刷上 ½ 小匙的橄欖油，中火加熱。鮪魚排兩面撒鹽調味後，放置在不沾鍋上。兩面各煎 1 分鐘，煎至表面焦脆、裡面未熟。

2 起鍋之後，冷卻至室溫，切成條狀。

3 攪拌蘿蔓萵苣、蛋、四季豆、橄欖、胡蘿蔔、黃瓜、羅勒、歐芹與剩下的 2 小匙橄欖油。把沙拉分裝成兩盤，撒點鹽，放上鮪魚排即可上桌。

調整與添加：想吃純素尼斯沙拉的話，不加鮪魚就行了。

烤甜菜與鮮黃瓜佐白豆泥 Ⓥ

甜菜很有營養，天然清甜味很適合當成點綴的配菜，但是這道沙拉選擇以甜菜為主角。黃瓜發揮中和酸的作用，白腰豆提供纖維，時蘿帶來清爽的風味。

🍳 2～4 人份

🕐 50 分鐘，若用乾豆需時更久

食材

乾燥白腰豆 .... 1 杯
或罐頭白腰豆 .... 2 杯
凱爾特海鹽，多備一些調味用
.... ¾ 小匙
橄欖油 .... 2 ½ 小匙
切細的新鮮時蘿 .... 1 大匙
黃瓜，切片 .... 1 根

作法

1 沖洗乾燥白腰豆，徹底洗淨。白腰豆放進大碗裡，加水浸泡一夜。隔天瀝乾後再沖洗一次，然後把白腰豆放進中型深鍋，加水後水位蓋過豆子。加一撮鹽，把水煮滾，蓋上鍋蓋後轉小火微滾。煮 40 到 50 分鐘，或是煮到豆子軟而不爛。瀝乾後再沖洗一次。靜置冷卻。（一定要選擇有機白腰豆罐頭。罐頭裡應該有水、鹽和豆子。開罐後把豆子沖洗乾淨就能直接使用。）

2 預熱烤箱至攝氏 200 度。清洗甜菜，去除頭尾之後擦乾。橫向切半熟得更快，擺放在鋪了一大張鋁箔紙的烤盤上。把 2 小匙橄欖油和 ¼ 小匙鹽均勻抹在甜菜上，用鋁箔紙緊緊包住甜菜。烘烤 20 到 30 分鐘，視甜菜的大小而定，烤到叉子可以穿過甜菜的程度。烤完後靜置冷卻，然後用廚房紙巾擦掉甜菜的外皮。切成圓片。

3 食物調理機裡放入白腰豆、¼ 杯水、剩下的 ½ 小匙橄欖油與 ½ 小匙鹽。打成滑順的泥狀，然後加入時蘿攪拌。

4 白腰豆泥搭配甜菜切片與黃瓜切片一起吃。

香草雞排 AP

這道菜的美妙之處是幾乎可以搭配任何蔬菜組合，生吃、蒸煮或汆燙都很適合。

🍳 2 人份　🕐 20 分鐘

食材

去骨去皮雞胸肉......................114 克
橄欖油 .... 2 小匙
凱爾特海鹽，調味用
新鮮香草（迷迭香、奧勒岡葉、歐芹、百里香或鼠尾草）..........2 大匙
全穀麵包屑，用來點綴 ....2 大匙

作法

1　預熱烤箱至攝氏 200 度。把雞胸肉切成薄肉排，淋上橄欖油，撒上鹽與香草。裹上麵包屑，放在鋪了烤盤紙的烤盤上。

2　雞胸肉烘烤 15 分鐘，時間過了約一半時翻面。搭配 227 克自選蔬菜一起上桌。

甜菜藜麥沙拉佐蒸高麗菜與鷹嘴豆 V

藜麥與鷹嘴豆必須事先準備。跟先前用到鷹嘴豆的食譜一樣，建議各位使用乾燥的鷹嘴豆，趕時間的話用罐頭也行。

🍳 2～4 人份
🕐 30 分鐘，若用乾豆需時更久

食材

乾燥鷹嘴豆 ....1 杯
或鷹嘴豆罐頭.............................2 杯
凱爾特海鹽，另備調味用 ....¼ 小匙
橄欖油 .... 3 ½ 小匙
高麗菜（約 10 片菜葉），洗淨瀝乾、去梗、切細 ....1 小把
熟藜麥...1 杯
松子...¼ 杯

作法

1　乾燥鷹嘴豆沖洗乾淨，挑出小石子。把鷹嘴豆放在大碗裡，加水，水位蓋過豆子。浸泡一夜。瀝乾之後清洗乾淨，放在中型深鍋裡，加水，水位蓋過豆子。撒一大撮鹽，煮沸之後蓋上鍋蓋，轉小火微滾。煮大約 45 分鐘，或是煮到豆子軟而不爛。瀝乾之後清洗乾淨，靜置降至室溫。（一定要選擇有機鷹嘴豆罐頭。罐頭裡應該有水、鹽和豆子。開罐之後把豆子

沖洗乾淨就能直接使用。）

2 煮鷹嘴豆的同時處理甜菜：預熱烤箱至攝氏 200 度。清洗甜菜，去除頭尾之後擦乾。橫向切半，放置在鋪了一大張鋁箔紙的烤盤上。刷上兩小匙橄欖油，撒上 ¼ 小匙鹽，再把鋁箔紙緊緊包住甜菜。烘烤 20 到 30 分鐘，視甜菜的大小而定，烤到叉子可以穿過甜菜的程度。烤完後靜置冷卻，然後用廚房紙巾擦掉甜菜的外皮。切成 0.6 公分的小丁。

3 在中型深鍋加熱 ¼ 杯水。水溫不要太高，加入高麗菜和少許鹽。蓋上鍋蓋蒸煮 3 到 5 分鐘，煮到高麗菜微軟，但仍保有爽脆口感。瀝乾水分，靜置冷卻。

4 鷹嘴豆、甜菜、高麗菜、藜麥、松子裝盤，撒上剩餘的 1 ½ 小匙橄欖油並撒鹽調味，即可上桌享用。

胡桃香草南瓜湯佐炙燒香菇 Ⓥ

這道湯品是最適合冬天的暖心食物。

🍳 3 人份　　🕐 35 分鐘

食材

橄欖油 .... 2 大匙
胡桃南瓜，削皮去籽、切成小丁
.... 1 顆
乾百里香 .... 1 小匙
凱爾特海鹽 .... 3 ½〜4 ½ 小匙
非乳製奶類（有機豆漿、杏仁漿或米漿）.. ½ 杯
小褐菇，去梗切片 .... 227 克
切碎的新鮮歐芹 .... 2〜3 大匙

作法

1 大鍋以中火加熱 1 大匙橄欖油。加入胡桃南瓜、百里香與 1 ½ 小匙鹽，翻炒約 10 分鐘，炒至微焦和散發香氣。倒入 2 ½ 杯水，加熱煮滾。蓋上鍋蓋微滾 10 到 20 分鐘，把胡桃南瓜煮軟。一邊攪拌一邊加入非乳製奶類。

2 把南瓜與湯汁一起倒進食物調理機，攪拌約 2 分鐘，打成滑順泥狀。

3 大型煎鍋大火加熱 1 大匙橄欖油。橄欖油微滾時，把小褐菇均勻鋪

在鍋底。

4 不要翻動小褐菇，加熱 4 分鐘左右，煮到小褐菇微焦，翻炒 3 到 5 分鐘後，撒上剩下的 2 到 3 小匙鹽。起鍋放在鋪著廚房紙巾的盤子上，吸除多餘的油跟水分。

5 把湯分裝成 3 碗，鋪上炙燒小褐菇，再撒上切碎的歐芹即可上桌。

青花菜奶油湯佐南瓜籽和地瓜條 Ⓥ

這道湯品用的是非乳製品。你可以只喝湯，不搭配地瓜條。不過佐上地瓜條更像完整的一餐，滿足感加倍。

🍳 2 人份　🕐 35～45 分鐘

食材

橄欖油 .... 3 小匙
青花菜，切成小朵 .... 3 顆
凱爾特海鹽，另備調味用 .... 2 小匙
非乳製奶類（有機豆漿、杏仁漿或米漿）............................... 2 杯
哈斯酪梨，去核並挖出果肉 ...... ½ 顆
大型地瓜，削皮洗淨、切成條狀
.... 1 顆
切碎的新鮮迷迭香 .... 1 大匙
生南瓜籽 .... 2 大匙

作法

1 1 小匙橄欖油倒進大型不沾鍋，中火加熱。花椰菜與兩小匙鹽下鍋，翻炒約 5 分鐘，把花椰菜炒軟。倒進非乳製奶類，加熱煮滾。轉小火微滾，再煮 5 分鐘。

2 稍微冷卻之後，把一半的花椰菜放入果汁機，加入酪梨之後打至滑順。花椰菜泥倒進大碗裡，剩下的一半花椰菜也放入果汁機，攪拌幾下就好。第二批花椰菜應該保留塊狀口

感。所有的花椰菜泥放在同一個碗裡。

3　製作地瓜條之前，先以攝氏 200 度預熱烤箱。在地瓜條上撒鹽跟迷迭香，淋上 1 小匙橄欖油。在鋪好烤盤紙的不沾烤盤上，擺放一層地瓜條。烤 15 到 20 分鐘，烤到地瓜條內層鬆軟、外皮微脆。每隔 5 分鐘用鍋鏟或夾子翻面。

4　熱湯上桌，湯的表面撒上南瓜籽與 1 小匙橄欖油，地瓜條放在旁邊，大功告成。

炙燒香草鮭魚佐蒸菠菜

AP

這道菜熱騰騰吃最為美味。也可以先做好，隔天中午當午餐，冰過或室溫一樣好吃。

🍳 1 人份　🕐 12～15 分鐘

食材

鮭魚排，帶皮 .... 42 克
凱爾特海鹽 .... ½ 小匙
橄欖油 .... 1 ½ 小匙
乾香草（歐芹、百里香、鼠尾草、迷迭香的綜合香草）.................. 1 小匙
新鮮檸檬，切片........................ ½ 顆
嫩菠菜 .... 1 杯

作法

1　鮭魚排抹鹽。不沾煎鍋加入 1 小匙橄欖油，以中火加熱，倒入 ½ 杯水煮至微滾。鮭魚排下鍋，魚皮朝上，加入一半香草和檸檬片。蓋上鍋蓋微滾 2 至 3 分鐘。

2　鮭魚翻面，水煮乾的話就再加一點水，不蓋鍋蓋繼續煮 2 至 3 分鐘。放入菠菜，蓋上鍋蓋。燜 1 到 2 分鐘把菠菜燜軟。菠菜和鮭魚一起裝盤，淋上 ½ 小匙橄欖油，撒上剩餘香草。

澎湃奶油蕎麥沙拉 Ｇ

蕎麥是亞洲與東歐料理的主食，蕎麥粒是健康的全穀物，富含纖維、植物性蛋白質、維生素、礦物質與Omega-3，而且酸鹼值很高。蕎麥不僅是無麩質食材，而且升糖指數很低。升糖指數是根據進食後血糖濃度的上升幅度把碳水化合物排序。升糖指數高的食物通常會被快速消化吸收，導致血糖上下起伏很大。升糖指數低的食物被吸收的速度較慢，可以緩和或阻止血糖飆升，有助於控制食慾，所以能有效控制體重。

雖然美國從殖民時期就開始種植蕎麥，但是蕎麥一直沒有像庫斯庫斯（couscous）、米飯、藜麥和布格麥（bulgur）那樣被當成餐桌上常見的主食或配菜。蕎麥有扎實的堅果味，可以完美吸收融合其他食物的味道，所以是適合低酸飲食的配菜替代品。

其實蕎麥本身就很好吃，只要加點鹽和有機奶油調味即可。不過煮蕎麥需要一點技巧，煮起來不難，但每個步驟都必須精確。請仔細遵循以下的步驟。

👨‍🍳 4～6 人份　　🕐 25～30 分鐘

食材

過濾水 .... 2 杯
蕎麥粒 .... 1 杯
有機奶油 .... 1 大匙
凱爾特海鹽 .... 少許

作法

1　用中型平底鍋把水煮滾。別讓太多水蒸發掉。

2　加入蕎麥粒、奶油跟鹽。轉小火，蓋鍋蓋，微滾剛好 17 分鐘，把蕎麥粒煮軟（見**小提醒**）。

3　關火。用一根大匙或鍋鏟把蕎麥粒拌散，蓋上鍋蓋燜 5 分鐘再上桌。

小提醒：烹煮較大顆的蕎麥粒需要較長時間，得煮上 21 分鐘。小心不要煮過頭，濕軟的蕎麥味道不佳。

亞洲風蒸菠菜佐生芝麻

肉類部分可以自行選擇，雞胸肉、魚肉，甚至牛排（慶祝特殊日子時），都跟這道細緻柔和的配菜很搭。

👨‍🍳 2 人份　　🕒 12 分鐘

食材

布萊格胺基酸醬油..................2 大匙
新鮮嫩菠菜 ....330 克
生芝麻 ....1 把

作法

布萊格胺基酸醬油倒入中型深鍋，中火加熱至冒出水氣。加入菠菜，讓蒸汽把菠菜蒸軟。翻動菠菜，使菠菜均勻受熱。撒上芝麻後即可上桌。

西瓜莫札瑞拉雞尾酒沙拉 V

👨‍🍳 1 人份　　🕒 5 分鐘

食材

西瓜，切成小丁 ....10 塊
新鮮水牛莫札瑞拉乳酪，切塊....1 片
新鮮羅勒葉，切碎 ....2 片
凱爾特海鹽 ....少許

作法

西瓜、乳酪和羅勒葉放在碗裡，輕輕攪拌，撒一點鹽。

哈密瓜特快車 F

🍳 1 人份　🕐 5 分鐘

食材

小哈密瓜，切丁 .... ¼ 顆
新鮮水牛莫札瑞拉，切塊 .... 1 片
香薄荷，切碎 .... 2 小枝
迷迭香，切碎 .... 2 小枝
凱爾特海鹽 .... 少許

作法

哈密瓜、乳酪和香草放在碗裡，輕輕攪拌，撒一點鹽。

修復期甜點食譜

低酸熱「巧克力」

這道濃郁熱飲適合晚餐後飲用,具有傳統熱巧克力的好處,卻沒有低酸守門人必須避免的飲食問題。你只需要一個小型雙層鍋,跟一支用來把巧克力攪拌得滑順的攪拌器。如果沒有雙層鍋,可以在一鍋滾水裡放一個玻璃碗。注意不要讓水流進碗裡。玻璃碗最好能牢牢卡在鍋子上,攪拌時才不會亂動。喝過低酸熱巧克力之後,你絕對不會懷念傳統巧克力!

🍳 1～2 人份　🕐 10 分鐘

食材

刺槐豆............................⅓ 杯
椰奶...............................1 杯
刺槐豆粉.........................1 大匙
香草萃取液......................¼ 小匙
肉桂...............................¼ 小匙

作法

1 雙層鍋底層的水煮滾之後,火力調成中小火。

2 把上述材料混合放入雙層鍋的上層,持續攪拌材料 4 到 6 分鐘,刺槐豆會慢慢融化。完成立即享用。

水煮梨子佐刺槐豆甘納許與開心果 Ⓕ

這道風味十足的輕盈甜點可以提早兩天製作。外表與口感細緻高雅,適合作為晚餐派對的甜點。作法簡單,修復期間不論何時,只要突然想吃甜食或巧克力,兩三下就能完成。製作甘納許巧克力醬需要雙層鍋。

🍳 2～4 人份　🕐 45 分鐘

水煮梨子

過濾水............................2 杯
八角...............................1 顆
完整丁香.........................5 顆
肉桂條......................約 7.6 公分
新鮮生薑,削皮............約 2.5 公分
土耳其杏李乾...................½ 杯
葡萄乾............................¼ 杯
西洋梨,快熟...................2 顆

甘納許巧克力醬

刺槐豆............................½ 杯
杏仁漿...........................⅓ 杯
香草...............................¼ 小匙
磨碎的肉桂.......................少許

原味開心果,去殼..............¼ 杯

作法

1 將過濾水、八角、丁香、肉桂條、薑、杏李和葡萄乾放進小鍋，煮滾。

2 小鍋加熱的同時，梨子削皮，切半，用水果刀的尖端去核去梗。

3 把梨子放進煮香料與果乾的滾水裡，轉小火，蓋鍋蓋，微滾 20 分鐘。關火之後，梨子留在湯汁裡 20 分鐘後再撈出來。至少冰半小時再上桌。倒掉湯汁與香料，留下形狀完整的葡萄乾與杏李乾。

4 梨子正在滾煮時，可以製作巧克力醬。雙層鍋的底層加水煮沸，水滾後轉小火微滾。刺槐豆與杏仁漿放入雙層鍋的上層。刺槐豆融化時，開始攪拌。加入香草與肉桂，繼續攪拌 4 到 6 分鐘，煮成濃稠的糖漿。關火之後，靜置冷卻。

5 用小鍋以高溫烘炒開心果 3 到 6 分鐘，不時攪拌以免燒焦。

6 把半顆梨子放在碗裡或甜點盤上，淋上巧克力醬，撒上開心果、杏李乾與葡萄乾之後，即可上桌。

保養期低酸飲食
計畫與食譜 11

　　恭喜你完成低酸飲食法的修復期！過去 4 週的全新生活型態，可能已在你的體內製造了無數益處，希望也改善了你的酸害症狀。戒除具腐蝕性的高酸食物之後，不但抑制了體內發炎，也修復了食道組織，這對控制胃食道逆流來說至關重要。你應該會發現自己的火燒心獲得舒緩，也減輕了火燒喉、消化不良、腹脹的症狀，而且比較不會無時無刻都想吃東西了。如果你有咽喉逆流，每天一大早令你緊繃又暴躁的窒息感與咳嗽終於消失了。無須忍受飢餓、對食物的剝奪感，就成功減輕體重，不論是只瘦了一點，或是瘦到理想體重、讓你想要大肆採購小一號的衣服，都值得開心。

　　進入保養期之後，可以在符合計畫的前提下，重新享用你最愛的食物。如果你想大啖燉菜、吃麵粉做的甜點、早上來杯咖啡或下午喝杯冷飲，現在可以在不違背低酸飲食的原則下酌量享用。但是，重新攝取這些食物時務必謹慎聆聽身體的聲音。如果有某樣食物又使你胃食道逆流的話，就不該再吃了。

　　建議大家結束修復期之後，保養期的飲食至少維持兩個星期。我設計的保養期很有彈性，很有可能因過程極為輕鬆愉快，而自動延長、甚至終生遵循保養期的飲食原則了。當然決定權在你，但我敢說你會因為身心舒暢而**想要**維持下去。

　　偶爾偷懶破戒、大吃「不確定可不可吃的」食物，乃人之常情，我自己也一樣。可是一旦胃酸又像不速之客一樣逆流而上，就得立刻恢復低酸飲食。

　　保養期的飲食也應遵循修復期的基本原則：不吸菸、準時吃飯、餐餐低酸料理，以及**把加工食品的攝取量壓到最低**。

　　令人開心的是，保養期放寬了酸鹼值的限制。保養期可以吃酸鹼值 4 的食物，不再堅持修復期的「5 的原則」。差異看似極小，其實不然。我在一開始就說過（見 40 頁），酸鹼值差 1 的兩種食物，其實酸性差異極大。加入酸鹼值 4 的食物之後，你會發現飲食清單上的選擇變多了，包含許多以酸鹼值為基礎的飲食法禁吃的美味蔬果、乳製品與穀物。以下食物如果不是你的激酸食物，第二階段就能放心享用：

1. 紅椒、黃椒和青椒

2. 特定品種的蘋果、葡萄與熱帶水果

3. 軟質乳酪與發酵乳製品，包括菲達乳酪與茅屋乳酪（cottage cheese）

4. 優格，尤其是好吃又健康的希臘優格與克非爾優格。有的酸鹼值飲食法明令禁止優格與乳製品，但我認為有些乳製品的益生菌帶來的好處不容忽視。（除非它們剛好是你的激酸食物。）

<hr />

━━ ✚ 益生菌的爭議 ━━

雖然益生菌的效用在科學上尚無定論，但有證據顯示益生菌可能對腦腸交互作用（「菌腸腦軸線」，microbiome-gut-brain-axis）有深遠影響，也會減輕上、下胃腸道裡因壓力而產生的病症。此外，讓嬰兒服用益生菌似乎可減少胃食道逆流相關症狀。（欲知益生菌其他療效，需要針對腦腸軸線〔brain-gut axis〕做更深入的研究。）

<hr />

雖然我不建議一口氣放行修復期禁止的食物（有太多病患會一下子就恢復禁食的食物，導致症狀復發），但可以偶爾享用以下的食物：

1. **煮熟的洋蔥**：洋蔥經烹煮後會喪失驅風作用，但不會喪失聚糖作用。因此有腹脹症狀的人，不應吃煮熟的洋蔥。

2. **煮熟的大蒜**：煮熟的大蒜顯然也會喪失驅風作用。跟洋蔥一樣，不會因為烹煮而喪失聚糖作用。所以食用大蒜的原則同洋蔥：有腹脹症狀的人，最好別吃煮熟的大蒜。可用韭蔥取代大蒜，同為洋蔥家族的韭蔥比較溫和卻同樣美味，是法國料理的主要食材之一。

3. **一天只喝一杯咖啡**：很多人用咖啡開啟一天，如果你的症狀已隨著修復期結束，就能一天喝一杯咖啡。不過，如果胃食道逆流的症狀再度出現，最好還是戒喝咖啡。

4. **以馬鈴薯為原料的伏特加**：伏特加（蕭邦、長島伏特加或 Spud）的酸鹼值在 5 以上，酸性低於以葡萄為原料的葡萄酒。但這都無法抹滅酒精是驅風劑的事實，所以切勿過量。喝伏特加一定要加冰塊，不要做成調酒，因為調酒極有可能充滿活化胃蛋白酶的酸性刺激物。

5. **以玉米為原料的伏特加**：飲用原則與馬鈴薯伏特加相同（Tito's、Sobieski、Balls 等品牌）。

6. **黑巧克力**：如果你沒有巴瑞特食道症，可以吃少量的黑巧克力（邊長 2.54 公分的正方形，厚度不超過 0.6 公分）。跟恢復喝咖啡的原則一樣，如果症狀再度出現，就不能吃巧克力。

✚ 韭蔥是什麼？

　　韭蔥是蔬菜的一種，為洋蔥和大蒜的親戚，氣味溫和細緻，用途廣泛。韭蔥很好辨認，呈圓柱形，底部是白色和淡綠色的柔軟葉鞘，頂端是富含纖維的深綠色新葉，雖然可以用來調味，但口感不夠細緻。韭蔥和馬鈴薯很對味，用在烘烤、燒烤，或是幫魚肉、高湯增添香氣，尤其美味。韭蔥一定要洗乾淨，因為沙子很容易卡在葉子的夾層裡。

保養期合格食物清單

你可能會發現某些「新食物」在修復期也出現過。這些食物之所以修復期也能吃,是因為搭配了酸鹼值較高的食物,整體酸鹼值符合安全標準。到了保養期,這些食物即可單獨享用,不需要鹼性較高的夥伴。

請記住,酸鹼值會隨著食物的成熟度、新鮮度或來源而改變。成熟蔬果的酸鹼值,通常會高於尚未完全成熟的蔬果。

酸鹼值 4 以上的生蔬菜

黃椒	4.8-5.44
紅椒	4.8-5.24
青椒	4.8-5.89

酸鹼值 4 以上的生水果與果乾

五爪蘋果	4.88
奇異果	4.84
芒果	4.58
無花果	4.55
黃元帥蘋果	4.5
櫻桃	4.43
黑葡萄乾	4.41
加拉蘋果	4.31
洋李乾	4.27

成熟黃桃 4.25

成熟佛瑞梨（Forelle） 4.2

藍莓 4.19

威廉斯梨（Bartlett） 4.15

無籽白葡萄 4.12

酸鹼值 4 以上的優格、乳製品與替代品

茅屋乳酪 4.64

無鹽奶油 4.63

菲達乳酪 4.6

奶油乳酪 4.59（建議品牌：Philadelphia）+

原味優格 4.43（建議品牌：Stonyfield）

原味希臘優格 4.34（建議品牌：Fage）

羊奶乳酪 4.34

原味希臘優格 4.31（建議品牌：Chobani）

克非爾 4.17

原味杏仁優格 4.67（建議品牌：Almond Dream）

香草口味發酵椰奶 4.66（建議品牌：So Delicious）

原味豆漿優格 4.64（建議品牌：Whole Soy & Co.）

原味發酵椰奶 4.58（建議品牌：So Delicious）

香草口味豆漿優格 4.44（建議品牌：Whole Soy & Co.）

+ 本書的「建議品牌」為歐美常見品牌，讀者可另擇方便取得的品牌取代。

酸鹼值 4 以上的調味料

　　麥蘆卡蜂蜜（manuka）　　4.31

　　龍舌蘭花蜜（低卡）　　4.2

酸鹼值 4 以上的麵包

　　以西結肉桂葡萄乾　　4.64

—◆—✚ 蜂蜜小常識：麥蘆卡蜂蜜與其他蜂蜜有何不同 —◆—

　　加工食品的營養成分都值得懷疑，因為加工過程會影響營養成分。蜂蜜也不例外。超市販售的蜂蜜很可能並未完整保留抗發炎、抗菌、幫助消化等從古到今的藥用特性。因此，如果你買蜂蜜不只是為了調味，也是為了蜂蜜的食療效果，購買農夫市場販售的在地蜂蜜比較保險。在地蜂蜜不是來自遙遠的某個大陸，經工廠加工的可能性較低，而且味道比超市賣的蜂蜜更棒。

　　不過，有一種進口蜂蜜值得推薦給低酸守門人——來自紐西蘭的麥蘆卡蜂蜜，蜜蜂為當地麥蘆卡樹授粉之後製造的蜂蜜，特色是含有非常高的抗菌酵素，有助於修復組織與消化。沒人知道為什麼麥蘆卡花如此強效，但至少很清楚麥蘆卡蜂蜜的營養價值遠勝其他蜂蜜。

—◆—

保養期一週飲食計畫

喜歡遵循一週菜單的人,可以參考 216 頁的飲食計畫,我的病患都很滿意。你可以照著實行一週、兩週或是更長的時間。

有些低酸守門人或許會想延長保養期規定的兩週期限,所以我提供了更多食物選擇,也多加了一週的菜單做為參考(參 217頁)。

別忘了保養期也可以沿用修復期(食材酸鹼值高於 5)的菜單,但你多了酸鹼值高於 4 的食材可以自行搭配組合。

保養期第 1 週飲食計畫

	第 1 天	第 2 天	第 3 天	第 4 天	第 5 天	第 6 天	第 7 天
早餐 7:00 - 9:00	**F** 鳳梨奶昔 p.220	**E / D** 葡萄乾杏仁優格 p.221	**G** 低酸藍莓可麗餅 p.181	**F** Dr.亞維特製莓果旋風奶昔 p.179	**E / D** 菠菜蛋餅 p.180	**G** 梨子燕麥佐胡桃與椰子脆片 p.183	**V** 鮮綠蔬果汁 p.179
上午 點心 10:00 - 11:00	**V** 酪梨橄欖醬吐司 p.184	**F** 新鮮水果 （227 克）	**V** 生菜	**E / D** 全熟水煮蛋	**F** 新鮮水果 （227 克）	**E / D** 莫札瑞拉香草吐司 p.184	**N** 杏仁奶油醬蜂蜜吐司
午餐 12:30 - 14:00	**AP** 墨式蝦子沙拉佐酪梨、黑豆與香菜 p.196	**V** 高纖沙拉 p.186	**AP** 青醬雞肉三明治 p.187	**F** 酪梨橄欖醬高麗菜捲 p.188	**N** 蔬菜螺旋麵沙拉 p.189	**AP** 繽紛雞肉沙拉 p.188	**AP** 烤填餡鮭魚佐地瓜 p.229
下午 點心 15:00 - 16:00	**N** Dr.亞維特製能量棒 p.185	**N** 綜合木本堅果	**F** 新鮮水果 （180～210克）	**N** 杏仁奶油醬吐司	**N** 綜合木本堅果	**F** 新鮮水果 （142～170克）	**F** 桃花奶昔 p.219
晚餐 18:00 - 19:30	**V** 甘藍「科布」沙拉 p.241	**AP** 味噌龍舌蘭醬比目魚佐芝麻白菜 p.192	**V** 球芽甘藍沙拉佐胡桃、葡萄乾與蘋果 p.242	**AP** 火雞肉漢堡佐芝麻菜薑汁沙拉 p.193	**AP** 炙燒香草鮭魚佐蒸菠菜 p.202	**V** 木瓜沙拉 p.194	**V** 胡桃香草南瓜湯佐炙燒香菇 p.200

保養期第 2 週飲食計畫

	第 1 天	第 2 天	第 3 天	第 4 天	第 5 天	第 6 天	第 7 天
早餐 7:00｜9:00	**F** 桃子水果派奶昔 p.222	**G** 芒果燕麥烤布蕾 p.223	**F** 木瓜奶昔 p.219	**F** 熱帶雷雨奶昔 p.220	**E/D** 健康水果優格 1 號或 2 號 p.221-222	**E/D** 羊奶乳酪菠菜烘蛋 p.225	**AP** 特製歐陸早餐 p.224
上午點心 10:00｜11:00	**V** 生菜	**N** 杏仁奶油醬蜂蜜吐司	**G** 澎湃奶油蕎麥沙拉 p.203	**N** 綜合木本堅果、1份刺槐豆、1顆土耳其杏李乾	**V** 皇帝豆泥 p.228	**F** 新鮮水果（227 克）	**F** 新鮮水果（227 克）
午餐 12:30｜14:00	**G** 野菇大麥湯 p.233	**V** 球芽甘藍沙拉佐胡桃、葡萄乾與蘋果 p.242	**V** 甘藍「科布」沙拉 p.241	**AP** 青醬雞肉三明治 p.187	**V** 香滑爽脆甘藍沙拉 p.231	**V** 炒波特菇甜椒三明治佐羅勒酪梨醬 p.230	**V** 烤鮮蔬冷湯 p.232
下午點心 15:00｜16:00	**V** 橄欖朝鮮薊蔬菜醬 p.227	**F** 新鮮水果（227 克）	**E/D** 蘋果甜菜橄欖醬 p.226	**V** 生菜	**V** 生菜	**N** 綜合木本堅果	**N** Dr.亞維特製能量棒 p.185
晚餐 18:00｜19:30	**AP** 紙封鮮魚佐馬鈴薯、橄欖與韭蔥 p.238	**AP** 魚排薯條 p.194 炒茴香、紫高麗菜與牛皮菜 p.240	**AP** 香草雞排 p.199 亞洲風蒸菠菜佐生芝麻 p.204	**V** 胡桃香草南瓜湯佐炙燒香菇 p.200	**AP** 水煮鮭魚佐薑味時蘿醬 p.236	**AP** 白花椰菜燉飯佐蝦子與雞肉 p.235	**AP** 農舍瘦肉派 p.237

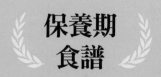

保養期
食譜

桃花奶昔 F

👨‍🍳 1 人份　🕐 5 分鐘

食材

桃子，切半去核...........................1 顆
芒果，削皮切丁.........................1 顆
小香蕉..1 根
原味優格.................................1 大匙
香草萃取液（非必須）..........½ 小匙
冰塊..1 把

作法

材料全都放進果汁機，打到質地滑順，倒進玻璃杯即可享用。

木瓜奶昔 F

👨‍🍳 1 人份　🕐 5～10 分鐘

食材

木瓜丁.......................................1 杯
原味優格.................................2 大匙
香蕉...½ 根
冰塊...½ 杯

作法

材料全都放進果汁機，打到質地滑順，倒進玻璃杯即可享用。

鳳梨奶昔 🄵

👨‍🍳 1 人份　　🕐 5～10 分鐘

食材

鳳梨丁（見**小提醒**）.................. ½ 杯
木瓜丁.................................. ½ 杯
香蕉.................................... ½ 根
豆漿.................................... ⅓ 杯
冰塊.................................... 1 把

作法

材料全都放進果汁機，打到質地滑順，倒進玻璃杯即可享用。

小提醒：鳳梨是酸性的，但是以適當比例與其他食材混合就能中和酸性，例如這杯奶昔。

熱帶雷雨奶昔 🄵

👨‍🍳 1 人份　　🕐 5～10 分鐘

食材

小芒果，削皮切丁...................... 1 顆
木瓜丁.................................. ½ 杯
新鮮荔枝，去皮、去核、切半..........
.... 3～4 顆
火龍果，去皮、切半.................. ½ 顆
香蕉.................................... ½ 根
優格.................................... 1 大匙
冰塊.................................... ½ 杯

作法

材料全都放進果汁機，打到質地滑順，倒進玻璃杯即可享用。

葡萄乾杏仁優格 Ⓓ

🍳 2 人份　🕐 5 分鐘

食材

原味優格 .... 3 大匙
香蕉 .... ½ 根
葡萄乾 .... 2 小匙
磨碎的生杏仁或核桃 .... 1 小匙
蜂蜜，調味用

作法

優格、香蕉、葡萄乾與堅果混勻。淋上蜂蜜即可享用。

健康水果優格 1 號 Ⓕ

🍳 2 人份　🕐 5 分鐘

食材

冷凍草莓 .... ½ 杯
冷凍藍莓 .... ½ 杯
無糖杏仁漿 .... ½ 杯
原味克非爾 .... ½ 杯
蜂蜜 .... 1 小匙

作法

材料全都放進果汁機，打到質地滑順，倒進玻璃杯即可享用。

健康水果優格 2 號 **F**

🍳 2 人份　🕐 5 分鐘

食材

冷凍櫻桃 .... 1 杯
熟梨子切丁 .... 1 杯
原味克非爾 .... 1 杯
全脂希臘優格 .... ½ 杯
杏仁片、汆燙榛果或核桃 .... ¼ 杯
蜂蜜 .... 1 小匙

作法

櫻桃、梨子、克非爾與優格放進果汁機，打到質地滑順。倒進玻璃杯或碗裡，撒上堅果、淋上蜂蜜即可享用。

桃子水果派奶昔 **G**

🍳 2 人份　🕐 5 分鐘

食材

冷凍桃子 .... 1 杯
熟蕎麥粒（見 203 頁）............. ⅔ 杯
香草萃取液 .... ¼ 小匙
烘焙香料 .... ¼ 小匙
磨碎的肉桂 .... ½ 小匙
蜂蜜 .... 2 小匙
原味克非爾 .... 2 杯

作法

材料全都放進果汁機，打到質地滑順，倒進玻璃杯即可享用。

芒果燕麥烤布蕾 Ⓖ

這道豪華又簡單的早餐，提神的速度
比咖啡更快。用來滾煮燕麥的杏仁
漿，中和了芒果的酸性，肉桂散發濃
郁香氣，堅果增添口感與些許健康脂
肪，讓人整個上午都不會想吃不健康
的零食。不要用即時燕麥，過度加工
導致其酸性高於全穀燕麥。燕麥先泡
一晚，尤其是鋼切燕麥，這樣會使燕
麥的質地猶如舒芙蕾。如果你不想提
前一晚準備早餐，使用普通的碾壓燕
麥或愛爾蘭燕麥也可以。煮之前浸泡
20 分鐘會更好吃。

🍳 2 人份
🕐 30 分鐘，外加 20 分鐘浸泡燕麥

食材

鋼切燕麥、碾壓燕麥或愛爾蘭燕麥，
浸泡在一杯過濾水裡 .... ½ 杯
凱爾特海鹽 .... 少許
熟成中型海地芒果，削皮切丁 .... 1 顆
過濾水 .... ½ 杯
無糖全脂杏仁漿 .... ½ 杯
磨碎的肉桂 .... ½ 小匙
烤過切碎的核桃或杏仁薄片 ... 2 大匙

作法

1 浸泡過後的燕麥、鹽、芒果、過
濾水與杏仁漿放入不沾鍋，加熱煮
滾。轉小火，蓋上鍋蓋，微滾 5 到 7
分鐘。中途用木製大匙攪拌一或兩
次，防止沾鍋。吸收了水分的燕麥會
變得濃稠。

2 關火之後再燜 20 分鐘，讓食材慢
慢入味。

3 燕麥放涼至室溫上桌，撒上肉桂
與堅果即可享用。

特製歐陸早餐 AP

可說是最棒的早餐，風味十足、種類豐富、低糖低酸，而且對廚藝的要求很低。可以把剩下的蘆筍留著做午餐或晚餐的配菜。

🍳 1 人份　🕐 15 分鐘

食材

大型雞蛋，蛋黃半熟或全熟都可..1 顆
汆燙過的蘆筍頭（可事先準備，見**小提醒**）................................3 支
烤全穀或斯佩爾特小麥麵包 ....1 片
哈斯酪梨，去核並挖出果肉，撒少許凱爾特海鹽後搗成泥.................¼ 顆
燻鮭魚..57 克
柯比黃瓜（Kirby）、波斯黃瓜或無籽長黃瓜 ....4 片

作法

1　若要煮蛋黃半熟的蛋，請把蛋放在小鍋裡，倒入水，水位應高於蛋。水煮滾後降溫並蓋上鍋蓋，微滾 4 分鐘。用漏勺把蛋撈出來，立刻放入一碗冰水裡，既可使蛋停止變熟，也比較容易剝殼。若要煮蛋黃全熟的蛋，請遵循前述步驟，但是微滾的時間延長為 7 分鐘。

2　把一鍋鹽水加熱煮沸。趁煮水時準備蘆筍：徹底洗淨，去除頭尾。蘆筍去除頭尾最好的方式是兩手輕捏著蘆筍的兩端折斷頭尾。蘆筍會自然斷裂在嫩肉與較硬的纖維的交界處。把富含纖維的蘆筍段冷凍保存，日後可煮蔬菜或雞肉高湯。

3　汆燙蘆筍 7 分鐘，煮到口感爽脆柔嫩（汆燙步驟請見 152 頁）。

4　把酪梨鋪在烤麵包上，再鋪上鮭魚和黃瓜片。烤麵包、水煮蛋和蘆筍一同盛盤後即可享用。

小提醒：只切 3 支蘆筍頭很沒效益，請一次切一整把蘆筍，剩餘部分備用。

羊奶乳酪菠菜烘蛋 Ⓔ / Ⓓ

烘蛋是一種義式蛋餅，先在爐子上煮到半熟，然後送進烤箱。聽起來很複雜，但是我保證不是廚藝高手也學得會。除了做烘蛋的材料與步驟，你還需要一只直徑 9 吋（約 23 公分）的不沾鍋。烘蛋不管到哪裡都受人喜愛，可以趁熱吃，也可以室溫享用。搭配沙拉、低酸水果或甜點，就是完美的健康早午餐。這道菜富含蛋白質與健康脂肪，能讓你飽足好幾個小時。

🍳 2～4 人份　🕐 25 分鐘

食材

大型雞蛋	4 顆
過濾水	1～2 大匙
凱爾特海鹽	少許
壓碎的羊奶乳酪	¼ 杯
成熟的哈斯酪梨，去核並挖出果肉、切厚片	½ 顆
有機奶油	1 大匙
新鮮嫩菠菜	1 杯
帕瑪森乳酪絲	¼ 杯

作法

1 烤箱預熱至攝氏 190 度。

2 中型碗裡加入過濾水、鹽和雞蛋，一起打蛋。拌入羊奶乳酪和酪梨。

3 在熱鍋裡融化奶油。加入菠菜。用木製鍋鏟拌炒，菠菜葉炒軟之後，把菠菜葉均勻鋪在鍋底。

4 慢慢把蛋汁倒在菠菜上，用中大火煮 5 分鐘左右，等蛋汁變硬。煮到烘蛋的邊緣開始變得焦脆。不要攪拌。

5 關火，撒上帕瑪森乳酪絲。送進烤箱烤 5 分鐘。

6 預熱烤架（broiler）至攝氏 200 度，然後再烤 2 至 3 分鐘，直到帕瑪森乳酪融化、烘蛋的中心熟而軟嫩。把烘蛋拿出烤箱，靜置 3 分鐘再上桌。

保養期點心食譜

蘋果甜菜橄欖醬 E / D

雖然橄欖醬的材料通常是用橄欖、大蒜、續隨子與各種地中海食材，但以創意三明治的角度來說，我們無須畫地自限。甜菜、蘋果、堅果與羊奶乳酪的組合既清新又鮮豔，可以是烤全穀麵包的抹醬、沾醬，也能當成小沙拉。最好在前一個晚上就先把甜菜烤好，讓各種香氣入味。羊奶乳酪可讓這道橄欖醬特別滑順，味道比牛奶做的奶油乳酪更棒。

4～6 人份

10～15 分鐘，外加 2 小時烘烤與冷卻甜菜

食材

中型甜菜，去皮.......................... 3 顆

磨碎的茴香 .... ¼ 小匙

磨碎的孜然 .... ¼ 小匙

磨碎的香菜 .... ¼ 小匙

過濾水 .... ¼ 杯

凱爾特海鹽，調味用

核桃.. ⅓ 杯

羊奶乳酪 .... 57 克

磨碎的鹽膚木 .... ¼ 小匙

新鮮香菜 .... 1 大匙

黃元帥蘋果，削皮，去核.......... ½ 顆

作法

1 烤箱預熱至攝氏 200 度。

2 甜菜、茴香、孜然、香菜、過濾水放入小砂鍋裡，撒鹽調味。蓋上鍋蓋，烤 1 小時，每隔 20 分鐘把甜菜翻面一次，這樣才烤得均勻。烤完後拿出烤箱，讓甜菜放涼至室溫。

3 核桃、羊奶乳酪、鹽膚木與香菜用食物調理機攪打 30 到 60 秒，打成類似燕麥的質地。

4 在大碗裡磨碎甜菜與蘋果。加入打碎的核桃跟羊奶乳酪，用大匙攪拌。撒鹽調味。讓橄欖醬靜置 1 小時吸收食材的味道，大功告成。

橄欖朝鮮薊蔬菜醬 Ⓥ

使用大量大蒜與檸檬的菠菜朝鮮薊沾醬很受歡迎，這道蔬菜醬是低酸版本，適合用來做派對前菜或零食，可抹在烤全穀麵包上，也可當蔬菜沙拉的沾醬。

🍳 12 人份　🕐 25～35 分鐘

食材

橄欖油	1 小匙
新鮮嫩菠菜	1 杯
新鮮嫩芝麻菜	1 杯
蔬菜高湯或過濾水	1 大匙
凱爾特海鹽，調味用	
冷凍朝鮮薊心，解凍	1 杯
大型綠橄欖，去核	4 顆
羊奶乳酪	120 克
原味克非爾	½ 杯
白切達乳酪絲	¼ 杯
帕瑪森乳酪絲	¼ 杯

作法

1 烤箱預熱至攝氏 200 度。

2 用預熱過的不沾鍋加熱橄欖油，翻炒菠菜與芝麻菜 3 到 4 分鐘，把菜葉炒軟。如有需要，可加入高湯或水防止沾鍋。撒少許鹽調味。

3 用食物調理機一邊攪打朝鮮薊心、橄欖與羊奶乳酪，一邊加入克非爾。

4 攪拌完成的成品放進鋪了菠菜與芝麻菜的深砂鍋裡，拌入切達乳酪。用鍋鏟把食材鋪平，撒上帕瑪森乳酪。烤 22 至 25 分鐘，烤到乳酪融化、蔬菜泥冒氣泡。

5 預熱烤架，再烤 2 分鐘，把蔬菜醬的邊緣烤到焦脆。可趁熱食用，也可室溫享用。

皇帝豆泥 Ⓥ

對愛吃鷹嘴豆泥的低酸守門人來說，這道皇帝豆泥是美味的替代品。來自中東的綜合香料薩塔（za'atar）賦予道地風味。這道仿鷹嘴豆泥鋪上黑橄欖與自製烤甜椒尤其美味，可增添口感、鹹味與一抹色彩。

🍳 10～12 人份

🕐 25 分鐘，外加冷卻時間

食材

紅椒、黃椒或橘椒......................2 顆
橄欖油 ....1 大匙
中型韭蔥，清洗乾淨，切碎（僅使用蔥白）...1 支
冷凍小粒皇帝豆，解凍..............1 杯
磨碎的鹽膚木 ....¼ 小匙
薩塔香料 ....1 小匙
蔬菜高湯 ....1 杯
切碎的新鮮歐芹葉...................1 大匙
去核黑橄欖，瀝乾（非必須）...¼ 杯

作法

1　烤箱預熱至 200 度。洗淨甜椒，放在鋪了烤盤紙的烤盤上。烘烤 30 分鐘，烤到一半時，用夾子幫甜椒翻面。把烤盤拿出烤箱。甜椒放涼至不燙手時，把甜椒去梗、去筋、去籽、去皮。切成細條。

2　趁甜椒在烘烤與冷卻時，準備豆泥。在預熱過的不沾鍋裡加熱橄欖油，翻炒韭蔥約兩分鐘，把韭蔥炒軟。加入皇帝豆、鹽膚木與薩塔香料，轉小火微滾。持續拌炒 15 到 20 分鐘，適當時加入 ⅓ 杯高湯稀釋，直到所有的高湯都已被吸收。拌入歐芹。

3　豆泥降溫至室溫後倒入食物調理機，攪打到你喜歡的滑順程度。鋪上橄欖（若有）與烤甜椒細條後即可享用。

保養期午餐食譜

烤填餡鮭魚佐地瓜 AP

這道菜很適合當平日的午餐或晚餐，可搭配稍微蒸過的高麗菜。

🍳 1 人份　　🕐 25 分鐘

食材

橄欖油 .... 2～3 小匙
中型地瓜，切成圓片 .... ½ 顆
凱爾特海鹽，調味用
帶皮鮭魚排 .... 142～170 克
切細的韭蔥（僅使用蔥白）.............
.... 2～3 大匙
布萊格胺基酸醬油............. 3～4 小匙
檸檬 .... 2 片
切碎的新鮮迷迭香 .... 2 小匙

作法

1　烤箱預熱至攝氏 200 度。在烤盤上鋪一小張烤盤紙，刷上橄欖油。地瓜片沿著烤盤邊緣擺放，撒鹽。

2　鮭魚排放在砧板上，皮朝下。縱切一刀，像切開熱狗麵包那樣，不完全切斷。整塊魚排撒上鹽。

3　用小碗攪拌韭蔥與 3 小匙布萊格胺基酸醬油。把餡料填入鮭魚排，用檸檬片封住餡料。撒上迷迭香。

4　烤 15 分鐘，魚排和開心果烤熟。烤到一半時，將地瓜片翻面。魚排無須翻面。

5　魚排跟地瓜片拿出烤箱，淋上布萊格胺基酸醬油，即可享用。

炒波特菇甜椒三明治佐羅勒酪梨醬 Ⓥ

這道蔬食三明治是快速、美味、充滿飽足感的午餐，很適合在炎熱夏季當成輕食晚餐。從菜名乃至色香味來說，都是不折不扣的美食，做起來毫不費力。

🍳 2 人份　🕐 15 分鐘

食材

波特菇（約 70 克），去梗、用廚房紙巾擦乾淨 .... 1 顆
橄欖油 ....1～2 大匙
乾燥奧勒岡 .... ¼ 小匙
乾燥馬鬱蘭 .... ¼ 小匙
乾燥百里香 .... ¼ 小匙
凱爾特海鹽，調味用
中型紅椒或橘椒，去心、切成細條
.... 1 顆
酪梨油或橄欖油 .... 1 大匙
熟哈斯酪梨，去核並挖出果肉... ½ 顆
新鮮羅勒葉 .... 3 片
原味希臘優格 .... 1 大匙
磨碎的鹽膚木 .... 1 小匙

作法

1　用水果刀刮除波特菇菌傘底下的菌褶，菌傘切厚片，可切 7 到 8 片。1 大匙橄欖油倒入不沾鍋，中火加熱 30 秒。波特菇厚片單層鋪在鍋底，兩面各乾煎 2 至 3 分鐘。如有需要，可淋點水防止燒焦。加入奧勒岡、馬鬱蘭、百里香跟鹽，再煮 1 分鐘。關火，波特菇放進碗裡。

2　剩下的 1 大匙橄欖油與甜椒細條放進平底鍋，翻炒 2 至 3 分鐘，甜椒炒軟後，與波特菇放在同一個碗裡。

3　開始烤麵包。烤麵包的同時，把酪梨油（或橄欖油）、酪梨、羅勒、優格與鹽膚木放進食物調理機，攪打到質地滑順。

4　兩片烤麵包抹上酪梨醬，鋪上波特菇與甜椒後，再蓋上兩片麵包。三明治大功告成。

香滑爽脆甘藍沙拉 ⓥ

羽衣甘藍（kale）是需要按摩的蔬
菜。如果你吃到的新鮮甘藍沙拉，纖
維很粗、口感很韌，代表羽衣甘藍沒
有好好按摩。花幾分鐘按摩，可帶出
這種營養植物的最佳口感與風味。紫
高麗菜與胡蘿蔔也可以按摩，這三種
蔬菜不但色彩鮮豔，營養跟味道也一
樣豐富。只要在碗上放一個篩子，把
這三種蔬菜放在篩子上，撒上很多
鹽，靜待 10 分鐘再開始按摩，按摩
至開始出水，而且變得柔軟多汁就行
了。大部分超市都有賣切絲的紫高麗
菜與胡蘿蔔，可買來做這道沙拉，節
省準備時間。

🍳 2～4 人份　🕐 20 分鐘

食材
恐龍羽衣甘藍（其他品種甘藍亦可）
.... 170 克
紫高麗菜切絲 .... 85 克
胡蘿蔔切絲 .... 57 克
凱爾特海鹽 .... 少許
葵花子 .... ¼ 杯
菲達乳酪（最好是保加利亞菲達乳
酪，希臘的亦可），切丁或壓碎
.... ⅓ 杯
磨碎的鹽膚木 .... ½ 小匙
橄欖油 .... 2 小匙

熟哈斯酪梨，去核並挖出果肉，切丁
.... 1 顆

作法
1　恐龍羽衣甘藍、紫高麗菜與胡蘿
蔔放進一個大篩子。撒很多鹽後，靜
置 10 分鐘。

2　蔬菜靜置時，用一只平底鍋乾烤
葵花子約 3 分鐘，把葵花子烤到微
焦並散發香氣。別急著走開，葵花子
很容易烤焦，請在旁看著。烤好的葵
花子放入沙拉碗。

3　用手指按摩蔬菜，盡量擠出水
分。蔬菜的體積應會減少三分之一。

4　用廚房紙巾擦乾蔬菜後，把蔬菜
放進同一個沙拉碗裡。加入菲達乳
酪、鹽膚木、橄欖油和鹽，拌一拌。

5　分裝到小碗裡，撒上酪梨丁，即
可享用。

烤鮮蔬冷湯 Ⓥ

蔬菜冷湯是以番茄和黃瓜製作的冷湯，來自西班牙。多年來已在無數家庭和餐廳的廚房裡演變出多種版本。修復期禁止食用番茄，但是到了保養期，只要搭配有中和作用的無籽黃瓜就能吃番茄。

這個食譜使用的是小番茄，酸性較低，並用了新鮮黃瓜來中和酸性。有些蔬菜冷湯會用生洋蔥，但這道保養期的蔬菜冷湯會以高溫煮熟洋蔥。用來做湯底的番茄汁（通常是罐頭）改以自製高湯或有機蔬菜高湯取代。烤甜椒的煙燻味、小番茄的香甜與龍蒿（tarragon）的清新香氣，猶如夏日般令人神清氣爽，你一定會喜歡。少許鹽膚木為冷湯增添一絲酸味。如果想要更滑順、顆粒較少的口感，可用篩子或湯臼（soup mill）把顆粒磨細。

想做出高級擺盤的話，可用酪梨丁與蟹肉塊製作義式歐芹醬（把切碎的調料放在湯上），或是加上一匙希臘優格。

🍳 4～6 人份

🕐 1 小時 15 分鐘，外加冷卻時間

食材

小番茄 .... 170 克
甜椒（紅、黃、青椒，或三種混合）
.... 4 顆
橄欖油 .... 4 大匙
芹菜梗 .... 2～4 支
維達利亞洋蔥（Vidalia），略切.......
.... ½ 顆
新鮮龍蒿葉 ....10 根小枝
凱爾特海鹽 .... 2 小匙
自製高湯或有機蔬菜高湯，另備炒蔬菜用 .... 2 杯
鹽膚木 .... 2 小匙
柯比黃瓜或波斯黃瓜（1 根長黃瓜亦可），磨泥 .... 4 根
哈斯酪梨，去核並挖出果肉（非必須）............................... ½ 顆
新鮮蟹肉（非必須）............. 28.4 克
原味希臘優格（非必須）..4～6 小匙

作法

1 烤箱預熱至 200 度。番茄和甜椒分別擺在兩個鋪好烤盤紙或鋁箔紙的烤盤上。

2 番茄烘烤 20 分鐘，約 10 分鐘開始起泡出水時，翻面。

3 甜椒放在下層烤架烤 50 到 60 分鐘，每 20 分鐘用塑膠夾子翻面一次，讓甜椒均勻烘烤。（翻面時小心不要戳破甜椒皮。）

4 烤番茄和甜椒時，煎鍋用中火加

熱 2 大匙橄欖油。加入芹菜、洋蔥、龍蒿和 1 小匙鹽，乾煎 20 分鐘，不時拌炒以免沾鍋和燒焦。加入高湯稀釋蔬菜。乾煎愈久，蔬菜吸收的高湯愈多，味道也愈濃郁。

5　番茄跟甜椒出爐後，降溫至室溫。（建議把甜椒放在密封的紙袋裡降溫，方便剝皮。）

6　甜椒冷卻後，用手剝除外皮，去籽去梗。剝皮後的甜椒、甜椒湯汁、番茄與番茄湯汁放在同一個碗裡。

7　所有食材都降至室溫後，放進食物調理機，邊攪打邊倒入 2 大匙橄欖油與 2 杯高湯，打成濃湯質地。倒進密封容器裡，上桌前至少冷藏 4 小時。

8　冷湯冰過之後，加鹽調味，拌入鹽膚木跟黃瓜。（想喝較稀、更滑順的冷湯，可先用篩子過濾湯，或用食物研磨器磨細**之後**，再加入黃瓜。）

9　分裝到碗裡，視喜好撒上切碎的酪梨、蟹肉跟一匙希臘優格。

野菇大麥湯 G

這道湯是終極的冬季暖心食物，可當正餐食用，煮好後放個一兩天會更好吃。剩下的湯冷凍之後可存放長達一個月！這道湯最適合搭配野菇，因為野菇有誘人的木質香氣與厚實口感。充滿纖維的大麥使蔬菜高湯更加濃郁，也增添顆粒口感。自製雞湯（見243 頁）最適合用來煮野菇大麥湯，但如果你想做純素的湯，也可以用蔬菜高湯（見 244 頁）。若想讓這道湯變得更健康、視覺上更好看，重新加熱時可放入一把嫩菠菜或高麗菜。加熱到蔬菜變軟時，趁熱享用。加入希臘優格，湯會變得更順口。

🍳 12～16 人份
🕐 1 小時 45 分鐘

食材

乾燥菇類（牛肝菌、香菇或綜合菇）
..................................71 克
橄欖油 ....2 大匙
中型洋蔥，切細.................2 顆
芹菜梗，切細 ....2 支
中型胡蘿蔔，磨碎.............2 根
大蒜，切細 ....1 瓣
凱爾特海鹽 ....1～3 小匙
新鮮香菇，去梗、梗留著做高湯
..................................85 克

乾月桂葉 .... 2 片

乾燥迷迭香 .... ¼ 小匙

乾燥百里香 .... ¼ 小匙

乾燥時蘿 .... ¼ 小匙

乾燥歐芹 .... 1 小匙

珍珠麥 ....⅔ 杯

泡過菇類的水 .... 2 杯

雞湯或蔬菜高湯 .... 0.95 公升

作法

1 用兩杯水浸泡菇類至少 4 小時，或浸泡一夜。

2 泡過水的菇類瀝乾，水不要倒掉。菇類切成一口大小，因為煮湯過程中還會膨脹。

3 用 4.75 公升的不沾鍋以中火熱油。放入洋蔥、芹菜、胡蘿蔔、大蒜和 1 小匙鹽，乾煎 15 到 20 分鐘，時時攪拌以免沾鍋或燒焦，炒到蔬菜柔軟微焦。視需要加入過濾水或高湯稀釋蔬菜。

4 加入新鮮香菇和鹽調味，煮 5 到 7 分鐘，把香菇煮到柔軟微焦。

5 加入月桂葉、迷迭香、百里香、時蘿、歐芹、珍珠麥、泡過香菇的水、高湯和鹽，轉大火煮滾。水滾之後，轉小火微滾，蓋上鍋蓋燜煮 1 小時，煮到珍珠麥變軟。

6 湯稍微冷卻後，加鹽調味。這道湯本來就加很多鹽，無須擔心。

白花椰菜燉飯佐蝦子與雞肉 AP

這道充滿飽足感的主食把米換成白花椰菜。用食物調理機把白花椰菜打成顆粒，加入橄欖油與番紅花稍微拌炒。雞胸肉塊、蝦子跟青豆增添口感，香草和香料帶來香氣。冷熱皆宜！

🍳 2～4 人份　🕐 25 分鐘

食材

去骨去皮雞胸肉，切成一口大小
....2 塊
橄欖油 .... 3 大匙
凱爾特海鹽，另備調味用 .... 1 小匙
茴香子 .... ¼ 小匙
乾燥羅勒 .... ¼ 小匙
蝦子（冷凍蝦請先解凍），大隻為宜，去殼去筋 .... 227 克
番紅花 .... 少許
大型白花椰菜，去心、切成小朵......
.... ½ 顆
汆燙小青豆，新鮮或冷凍皆可
（解凍並瀝乾）.......................... ¾ 杯
新鮮香菜葉 .... ¼ 杯
切細的新鮮扁葉歐芹葉 .... ¼ 杯
磨碎的鹽膚木（非必須）...... ½ 小匙

作法

1　烤箱預熱至攝氏 200 度。烤盤上鋪一張鋁箔紙。雞胸肉塊淋上 1 小匙橄欖油、1 小匙鹽、茴香子與羅勒，鋪在烤盤上。烘烤 10 分鐘，烤到一半時幫雞胸肉塊翻面。時間到立刻拿出烤箱，以免烤得過老。

2　蝦子加上 1 大匙橄欖油和鹽拌勻，然後把蝦子放在鋪了鋁箔紙或烤盤紙的烤盤上。

3　烤 6 分鐘。時間到立刻拿出烤箱，以免烤得過老。

4　剩下的 1 大匙橄欖油、¼ 杯水和番紅花倒入煎鍋，用中火加熱。白花椰菜小花放入食物調理機，攪打成顆粒狀。不要攪拌過度，否則白花椰菜會太濕。煎鍋裡的油變熱時，加入白花椰菜拌炒 7 分鐘。白花椰菜炒出烤過的爽脆口感。番紅花絲能為白花椰菜畫上美麗的黃色條紋。

5　加入雞胸肉、蝦子、青豆、香菜與歐芹一起拌炒。轉至小火，蓋上鍋蓋，讓燉飯微滾 1 分鐘，使香料入味。撒上鹽膚木（若有的話），即可享用。

水煮鮭魚佐薑味時蘿醬

AP

這道菜變化多端，用剩菜就能做出一道晚餐，或是當成隔天的點心或午餐。如果搭配簡單的沙拉、糙米或藜麥，這道鮭魚排佐薑味時蘿醬就是充滿飽足感的正餐。作法非常容易，連副食也非常美味。你可以用水煮湯汁（約 2 杯），而非白開水去煮一杯糙米或藜麥。穀物會吸收湯汁誘人豐富的香氣。剩下的薑味時蘿醬可用來淋鮪魚，或開口三明治沒用到的雞肉，當成隔天的早餐、午餐或點心。

🍳 1～2 人份，視鮭魚排份量而定
🕐 20 分鐘

食材

自製高湯或有機蔬菜高湯 .... 3 杯
新鮮時蘿，含梗 .... ½ 杯
新鮮香菜，含梗 .... ½ 杯
2.54 公分長的生薑，削皮 .... 2 塊
布萊格胺基酸醬油 .... 1 大匙
乾月桂葉 .... 1 片
去皮鮭魚排 .... 1～2 片（170 克）
軟豆腐 .... 57 克
柯比黃瓜，略切 .... 1 根
蘋果，去核削皮、切成 4 等分
（不用青蘋果）..................... ½ 顆
橄欖油 .... 2 大匙
凱爾特海鹽 .... 少許
白味噌 .... 1 大匙

作法

1 在平底不沾淺鍋裡加入高湯、時蘿、香菜，一塊薑、布萊格胺基酸醬油和月桂葉，煮滾。

2 放入鮭魚排，轉小火，蓋上鍋蓋，微滾 8 到 10 分鐘，煮到魚排變成淺粉紅色，魚肉熟透。放在盤子上或儲存容器裡，以免過熟。瀝乾魚排，保留湯汁另做他用。丟掉固體殘渣。

3 利用煮鮭魚排的時間**製作醬汁**：用食物調理機混合豆腐、蘋果、橄欖油、鹽、味噌和剩下的薑，攪打到質地滑順。

4 鮭魚可以冰過再吃，或是室溫上桌，淋上薑味時蘿醬就大功告成。

農舍瘦肉派 AP

就算是低酸守門人，也能偶爾享用一頓暖心食物，例如肉類搭配馬鈴薯。從古至今，羊肉和馬鈴薯做成的牧羊人派一直讓愛爾蘭人感到安心又溫暖；而英格蘭用牛絞肉與馬鈴薯做出的傳統農舍派，多年來幫助許多島民抵禦漫漫嚴冬。我們的農舍派保留了傳統鹹派的美味，但去除了酸性與油膩的食材。我們用火雞絞肉取代紅肉，攪拌馬鈴薯時用蔬菜高湯取代全脂牛奶，以降低乳製品的含量。如果乳製品是你的激酸食物，你可以完全不用乳製品，用橄欖油來取代奶油即可。

🍳 4～6 人份　🕐 45～50 分鐘

食材

凱爾特海鹽，另備調味用 .... 1 小匙
中型育空黃金馬鈴薯，削皮、切成 4 等分 .... 8 顆
橄欖油 .... 1 大匙
中型韭蔥（僅使用蔥白），洗淨後切細 .... 2 根
中型胡蘿蔔，磨泥 .... 1 根
自製高湯或有機蔬菜高湯 .... 1⅓ 杯
火雞絞肉（混合雞胸和雞腿）
.... 454 克
布萊格胺基酸醬油 .... 3 小匙
切碎的新鮮時蘿，另備裝飾用... ¼ 杯
乾燥百里香 .... 1 小匙
阿魏 .... 1 小匙
全麥麵粉 .... 1 大匙
有機奶油（若想用非乳製品，可用橄欖油取代）............................. 2 大匙

作法

1　準備一大鍋鹽水，把馬鈴薯煮到滾之後，轉小火，蓋上鍋蓋，微滾 15 到 20 分鐘，把馬鈴薯煮到熟而不爛。

2　煮馬鈴薯的時候，用一只中型煎鍋加熱橄欖油，以中火煎韭蔥和胡蘿蔔約 12 分鐘，把胡蘿蔔煎軟。淋上 ⅓ 杯高湯稀釋蔬菜、防止沾鍋。

3　加入火雞絞肉之後繼續煎，用木製鍋鏟把絞肉分成一口大小，煎 5 到 7 分鐘，把絞肉煎熟（但不要過熟）。加入 1 小匙鹽和布萊格胺基酸醬油、時蘿、百里香與阿魏，均勻攪拌。

4　加入 ⅔ 杯高湯，煮到滾之後，轉小火，加入麵粉。攪拌約 1 分鐘，煮到質地變得濃稠。關火之後，蓋上鍋蓋。

5　馬鈴薯煮熟後瀝乾，加入奶油或橄欖油一起攪拌。加鹽調味。用電動攪拌器把馬鈴薯打成泥，一邊慢慢加入剩下的 ⅓ 杯熱高湯，打到你喜歡的鬆軟程度。

6 把馬鈴薯泥鋪在火雞絞肉塊上，即可享用。用時蘿裝飾。

小提醒：也可以隔夜再吃。烤箱預熱至攝氏 200 度，把絞肉塊和馬鈴薯放在小砂鍋裡，用鋁箔紙蓋住，烤 10 到 15 分鐘，烤到滾燙即可上桌。

紙封鮮魚佐馬鈴薯、橄欖與韭蔥 AP

法文「en papillote」指的是把所有食材放進烤盤紙做成的紙包內，烘烤而成。沒有烤盤紙的話，也可改用厚鋁箔紙。

這道菜適合平日晚餐食用，雖然樸素，但是既健康又簡單，用魚、馬鈴薯和香料，煮出溫暖又美味的一餐。味道溫和、肉厚的魚都很適合這道料理，例如鱈魚或緋魚。若想特別一點，可用去皮的歐洲鱸，這種地中海魚稍貴，但肉質細緻、風味十足，保證令人驚豔。想來點柑橘酸味的話，可在這道菜使用新鮮檸檬汁，但僅限於用來醃生魚肉。生的動物性脂肪可以吸收檸檬裡活化胃蛋白酶的酸性，同時保留適合搭配海鮮的清爽酸味。我喜歡用小條馬鈴薯或多色的小馬鈴薯來做這道菜，因為澱粉含量較低，味道也比普通馬鈴薯更豐富。如果你手邊剛好沒有，也不用特意去買。把育空黃金馬鈴薯切成 4 等分也可以。馬鈴薯不要削皮，可保留更多纖維。

🧑‍🍳 2 人份　🕐 30 分鐘

食材

小條馬鈴薯,切 4 等分、洗淨... 10 顆
或小型育空黃金馬鈴薯 .... 2 顆
凱爾特海鹽,另備調味用 .... ½ 小匙
魚排(鱈魚、鲱魚或歐洲鱸)
.... 2 塊(170 克)
檸檬(搾汁)......................... 1 顆
橄欖油 .... 1 小匙
韭蔥(約 1 杯,僅用蔥白),洗淨、
切成圈狀 .... 57 克
切碎的新鮮歐芹..................... 1 大匙
有機奶油 .... 1 小匙
完整的新鮮歐芹葉,裝飾用
磨碎的鹽膚木 .... ¼ 小匙
去核黑橄欖,瀝乾、切碎 .... 2 大匙

作法

1 烤箱預熱至攝氏 200 度。在烤盤
上鋪一張烤盤紙或鋁箔紙。

2 用一小鍋鹽水煮馬鈴薯,水滾後
轉小火,微滾 10 分鐘。把馬鈴薯瀝
乾並擦乾。

3 煮馬鈴薯時,用廚房紙巾擦乾魚
排,用 ½ 小匙的鹽幫兩面調味,淋
上檸檬汁與橄欖油。

4 在烤盤紙或鋁箔紙做成的紙包裡
鋪上馬鈴薯、魚排、韭蔥、切碎的歐
芹與奶油。烤 10 到 12 分鐘,烤到
魚排流出肉汁,魚肉層層分明。

5 紙包拿出烤箱,打開紙袋。小心

不要燙到手,紙包食物會冒出蒸氣。

6 紙包靜置 3 到 5 分鐘。小心地把
紙袋放在盤子上,不要撒出湯汁。撒
上完整的歐芹葉、鹽膚木與橄欖,即
可享用。

炒茴香、紫高麗菜與牛皮菜 Ⓥ

這道配菜作法容易，味道豐富，適合搭配各種肉類主菜，尤其是烤魚或烤側腹牛排。材料很少，作法簡單。美味祕訣是一次只炒一種蔬菜，因為每一種蔬菜需要的烹煮時間不同。還有一個祕訣：不要攪拌牛皮菜，尤其是紅牛皮菜。紅牛皮菜可為這道綠、紫、白相間的拼盤，增添一抹美麗的紅色。

🍳 4～6 人份　🕐 35～45 分鐘

食材

椰子油 .... 3 大匙
茴香球根，去心、剝去外層、切半之後切細、保留葉子 .... 2 顆
中型紫高麗菜，剝去外層菜葉、去心、切細 .... ½ 顆
凱爾特海鹽，調味用
牛皮菜，洗淨後切碎，菜梗切細............
.... 1 把
葛縷子（caraway seed）...... ¼ 小匙
磨碎的鹽膚木 .... ½ 小匙

作法

1 用不沾鍋以中火加熱一大匙椰子油。翻炒切成細絲的茴香 5 到 7 分鐘，把茴香炒軟後起鍋。

2 同一只鍋子裡加入 1 大匙椰子油，開大火，翻炒紫高麗菜 2 分鐘。撒鹽，加入 ¼ 杯水。轉至中火，蓋上鍋蓋，紫高麗菜燜煮 8 分鐘。

3 加入牛皮菜與葛縷子，翻炒，蓋上鍋蓋，再煎 3 到 5 分鐘。關火。

4 把茴香倒回鍋子裡。撒上茴香葉與鹽膚木，即可享用。

甘藍「科布」沙拉 ⓥ

傳統科布沙拉是以萵苣和番茄為基底的綜合沙拉，加入酪梨、雞肉或海鮮、藍紋乳酪、少許培根與水煮蛋，再淋上用醋做的大量沙拉醬。可惜不適合低酸守門人。我的甘藍「科布」沙拉利用獨特的濃郁和爽脆口感，為正餐增添飽足感。適合搭配烤雞、烤蝦、烤鮭魚或烤龍蝦。單獨享受純素蔬食的美味也很棒。

🍳 4～6 人份　🕐 1 小時

食材

乾燥法國青扁豆......................⅓ 杯
乾燥月桂葉 ....1 片
凱爾特海鹽，調味用
斯佩爾特小麥，泡水 30 分鐘 ....⅓ 杯
四季豆................................. 12～15 支
恐龍羽衣甘藍，洗淨、去梗 ....1 把
切細的菲達乳酪...................... 57 克
烤過的葵花籽 .... 1 大匙
哈斯酪梨，去核並挖出果肉、切丁
....½ 顆
橄欖油 .... 1 大匙
磨碎的鹽膚木 .... ½ 小匙

作法

1　在中型的鍋子裡加入一杯水、月桂葉和鹽，把扁豆煮滾之後，轉小火，蓋上鍋蓋，微滾 22 到 25 分鐘，煮到水收乾。把月桂葉丟掉。

2　瀝乾浸泡過的斯佩爾特小麥，在另一個鍋子加入 ½ 杯水，把小麥煮滾。轉小火，微滾 22 到 24 分鐘，煮到水收乾、小麥彈牙的程度。

3　趁著微滾扁豆與小麥時，汆燙青豆（作法請見 152 頁）切細。

4　用同一個鍋子汆燙高麗菜。高麗菜含有很多水，所以瀝乾之後，需要用手把多餘的水擰出來。高麗菜切細絲。

5　把扁豆、小麥、四季豆、高麗菜、菲達乳酪、葵花籽和酪梨放進一個大碗，然後拌入橄欖油、鹽膚木，有需要再加點鹽。立即享用。

球芽甘藍沙拉佐胡桃、葡萄乾與蘋果 Ⓥ

常抱怨球芽甘藍很難吃的人,大多是把球芽甘藍拿去蒸或水煮,所以球芽甘藍變得又苦又軟。其實最好吃的球芽甘藍是切絲生吃,烘烤也很美味,烘烤過程可消除苦味,增添煙燻和爽脆口感,平衡有嚼勁的質地。當季的球芽甘藍烤過之後,跟任何暖心食物都很搭。用在這道沙拉裡,球芽甘藍還可以中和蘋果的酸性。葡萄乾增添香甜,胡桃提供 Omega 脂肪酸,消弭你對有害食物的渴望。

🍳 2 人份　🕐 25 分鐘

食材

球芽甘藍,去頭尾、切絲 .... 454 克
凱爾特海鹽,調味用
蘋果,去核,切成薄片或約 1.3 公分
小丁 .... 1 顆
切碎的生胡桃 .... ½ 杯
葡萄乾 .... ½ 杯
橄欖油 .... 2 小匙

作法

1　烤箱預熱至 175 度。把球芽甘藍絲鋪在烤盤上,撒鹽。烘烤 10 到 15 分鐘,烤到爽脆、表面略焦。

2　把球芽甘藍,連同蘋果丁、胡桃、葡萄乾、橄欖油和鹽攪拌均勻,即可享用。

保養期高湯食譜

自製雞湯 AP

你或許聽過雞湯被稱為「猶太人的盤尼西林」，如果你生病時喝過清澈雞湯，就能瞭解雞湯歷經時間考驗、享負盛名的療癒效果。自製雞湯熱量低，是高營養蛋白質、維他命與礦物質的絕佳來源。可單獨飲用，也可做為各種湯品的原料。濃縮成高湯後，可以提升燉菜、醬汁與煨菜的風味。美味濃郁的雞湯需要長時間微滾才能臻至完美，但是準備功夫快速又簡單。高湯可以一次大量製作後冷凍存放，可說是成本低廉、適合久藏的料理利器。

考量到健康與風味，最好使用有機飼養或符合猶太教規（kosher）的潔食雞肉。[+]雖然比較貴，但別忘了這是至少 12 人份的雞湯。選擇有機產品才是負責任的低酸守門人，非有機雞肉可能含有導致氧化壓力的添加物、荷爾蒙與抗生素。不過，購買「有機」雞肉不一定要花大錢，你可以買雞背骨、雞脖子和雞腳，做成「雞骨高湯」（新一代老饕的最愛）。雞湯不但便宜，還能煮出更濃郁美味的高湯，因為富含膠原蛋白。有些高級連鎖超市，例如 Whole Foods，會在雞肉區賣雞骨。如果你買不到雞骨，可以請肉舖幫你預留。雞骨通常會打折出售。

🍳 12 杯（24 人份）

🕐 30 分鐘，外加 2 小時微滾和冷卻

食材

猶太潔食或有機飼養全雞，切成 8 塊、雞胸肉留做他用 ....
.... 1 隻（約 1.4～1.8 公斤重）
或等重的雞背骨、雞脖子和雞腳
過濾水 .... 2.85 公升
大型黃色洋蔥 .... 1 顆
韭蔥（僅使用蔥白，洗淨 2 根茴香球根，留莖、葉與外皮）........... 1 顆
胡蘿蔔 .... 1 根
芹菜梗 .... 2 支
小蕪菁，削皮 .... 1 顆
小芹菜蘿蔔（parsnip），削皮 .. 1 根
蘆筍的頭尾（非必須）
新鮮歐芹與時蘿葉，梗可有可無.......
.... ½ 杯
凱爾特海鹽，視需要增加 .... 1 大匙

[+] 譯註：猶太教的律法對所謂的潔淨食物有嚴格規定，符合規定可食的食物叫做 kosher。

作法

1 雞洗乾淨，切除脂肪。若使用雞背骨、雞脖子跟雞腳，一樣要先洗乾淨。

2 切塊的雞肉放在容量約 4.75 公升的鍋子裡，倒入過濾水。水位完全蓋過雞肉，要高於雞肉 2.5～5 公分左右。大火煮滾。

3 等水滾的時候，粗略切碎洋蔥、韭蔥、茴香、胡蘿蔔、芹菜、蕪菁、芹菜蘿蔔與蘆筍。

4 轉小火微滾，用漏勺舀除表面渣滓。雞湯變清澈之後，加入蔬菜、歐芹與時蘿，轉大火，再次煮滾。

5 小火微滾，舀除表面的油脂。

6 加鹽，蓋上鍋蓋，微滾 2 小時，反覆檢查兩三次，舀除表面的渣滓。（猶太潔食或有機飼養的雞油脂與渣滓都比普通的雞少。）

7 關火，雞湯放涼至室溫。加鹽調味。

8 用細孔篩過濾雞湯。若使用全雞，把雞肉留下來做青醬雞肉三明治（187 頁）、繽紛雞肉沙拉（188頁），或單獨享用。骨頭和蔬菜丟棄不用。

蔬菜高湯 Ⓥ

蔬菜高湯用途廣泛，可幫米飯、藜麥、蕎麥和其他湯品調味。分裝成小份冷凍保存，可保存長達一個月。

🍳 約 1.9 公升

🕐 1 小時 40 分鐘，外加浸泡香菇與冷卻的時間

食材

乾燥菇類（牛肝菌、香菇或綜合菇）
.....................................71 克
新鮮香菇的梗（非必須）
中型洋蔥 ....2 顆
中型韭蔥（僅使用蔥白），徹底洗淨
.....................................1 根
中型芹菜蘿蔔，削皮，切粗 ....1 根
茴香球根，留莖、葉與外皮 ....1 顆
香菜，只留梗，洗淨，切除頭尾
.....................................1 把
胡蘿蔔，切粗絲 ....2 根
芹菜梗，切碎 ....2 支
中型蕪菁，削皮、切塊.............⅓ 顆
中型蕪菁甘藍（rutabaga），削皮、切粗絲 ....¼ 顆
過濾水 ....2.85 公升
凱爾特海鹽 ....2 小匙

作法

1 乾燥菇類泡水至少 4 小時或浸泡一夜。

2 瀝乾菇類，留下 2 杯浸泡的水。

3 浸泡過的菇類與香菇梗、洋蔥、韭蔥、芹菜蘿蔔、茴香、香菜梗、胡蘿蔔、芹菜、蕪菁與蕪菁甘藍放入 4.75 公升的鍋子裡。倒入過濾水，加鹽。

4 大火煮滾。轉小火，蓋上鍋蓋，微滾 1 小時。

5 關火，靜置到完全冷卻。

6 高湯倒進大碗裡，蔬菜丟棄不用。

低酸巧克力餅乾 E

這款傳統巧克力脆片餅乾的改良版，是大家熟悉的味道，但外型獨一無二。刺槐豆脆片不像巧克力一樣可以承受烤箱的高溫，所以最好的方式是把刺槐豆做成巧克力醬，夾在兩片薄餅乾中間，上面再放一顆夏威夷豆。口感濃郁、酥脆又滑順，咬下一口，你絕對不會相信這是低酸低糖的甜點。把麵團擀平時要小心。健康全麥麵粉做成的麵團比較容易破，但味道比較好。不要做太多內餡。刺槐豆巧克力醬沒有真的巧克力醬那麼濃稠，尤其是在室溫下。

🍳 10～15 片

🕐 45 分鐘，外加 4 小時冷卻

食材

刺槐豆 .... ½ 杯
杏仁漿 .... ⅓ 杯
有機奶油（1 條），室溫 .... 114 克
有機龍舌蘭花蜜 .... ⅓ 杯
大型雞蛋 .... 1 顆
香草萃取液 .... ½ 小匙
全麥麵粉，另備擀麵團用 .... 1 ⅓ 杯
凱爾特海鹽 .... 少許
小蘇打 .... ¼ 小匙
夏威夷豆 .... 15 顆

作法

1 用雙層鍋（或是把玻璃杯放在煮滾水的鍋子裡）隔水加熱，讓刺槐豆在杏仁漿裡融化，邊加熱、邊攪拌到質地滑順。巧克力醬冷卻後冷藏至少 4 小時或一晚。

2 烤箱預熱至攝氏 190 度。

3 把一大張烤盤紙鋪在烤盤上。

4 電動攪拌器以中速攪拌奶油與龍舌蘭花蜜 2 分鐘。加入蛋和香草萃取液，低速攪拌 1 分鐘，攪拌到質地均勻。

5 另取一個碗，攪拌麵粉、鹽與小蘇打。

6 用電動攪拌器混合濕料與乾料，低速攪拌 1 到 2 分鐘，把麵團攪拌到非常黏稠。用手把麵糰揉成球狀，蓋住麵團，冷藏 30 分鐘。

7 把麵粉撒在一片大板子上，小心擀開麵團，厚度約 0.6 公分。

8 用玻璃水杯或餅乾模具切出 30 片餅乾。15 片餅乾中央放一顆夏威夷豆（見**小提醒**），把夏威夷豆用力壓進麵團裡。

9 烤 10 分鐘。讓餅乾完全冷卻。

10 用小匙挖一點刺槐豆巧克力醬，放在沒有夏威夷豆的餅乾上，再把有夏威夷豆的餅乾放上去，夾起來。

11 重複上述過程,直到所有餅乾都組合完成。冷藏之後享用。

小提醒: 餅乾的數量取決於餅乾模具的大小,切出來的餅乾不到 30 片也沒關係,但數量必須是雙數。

希臘優格巴菲佐糖煮櫻桃乾、蜂蜜和杏仁

美國人習慣吃水果和優格當早餐,但是在有些地中海國家,水果和優格是輕食甜點。若想滿足吃甜食的欲望,最好在用餐後把它們當成甜點,而不是一大早就吃。這道水果優格甜點既美味又健康,跟超市買的不一樣。市售水果優格都經過防腐、加工與酸化。我們的水果優格也比較漂亮,而且作法很簡單。

如果你手邊沒有杏仁,用夏威夷豆或核桃也很好。(夏威夷豆不需要先烤過就很香。)

4 人份　　25 分鐘

食材

櫻桃乾	114 克
過濾水	1 杯
葛粉	½ 小匙
原味希臘優格(建議品牌:Greek Gods 或 Fage 2%)	2 杯
烤過的杏仁(見**小提醒**)	½ 杯
蜂蜜	1～2 大匙

作法

1 櫻桃乾與過濾水放入小鍋煮沸。轉小火,微滾 15 分鐘後關火。

2 煮過櫻桃乾的水舀 1 大匙到小碗

裡，加入葛粉後攪拌成質地滑順的濃漿。

3 葛粉漿倒入煮櫻桃乾的鍋子，攪拌後靜置到降至室溫。鍋內的混合物會慢慢變得濃稠。

4 上桌前，把一團優格放在碗底，鋪上一層櫻桃之後，再加一層優格。撒上烤過的杏仁片，淋上蜂蜜。

小提醒： 烤杏仁之前，先用中火預熱小煎鍋。杏仁烤 5 分鐘，烤到微焦並釋放香氣即可。小心別把杏仁烤焦。

義式蘋果派 ⑤

這道樸素的甜點做起來其實不難，低酸守門人可用它來替代傳統蘋果派與蘋果塔。加一點小豆蔻（cardamom）和羊奶乳酪，味道會更獨特有深度。

🍳 8～10 人份

🕐 40 分鐘，外加烘焙與冷卻時間

派皮

無鹽有機奶油，多備一些抹烤盤，室溫...........................8 大匙（1 條）
全麥麵粉，另備擀麵團用 ....1 ⅓ 杯
杏仁粉 .... ½ 杯
龍舌蘭花蜜 .... ¼ 杯
杏仁漿 .... ½ 杯
香草萃取液 .... ½ 小匙
凱爾特海鹽，調味用

內餡

杏仁粉 .... 1 大匙
全麥麵粉 .... 1 大匙
龍舌蘭花蜜 .... 1 大匙
核桃 .... ⅓ 杯
有機無鹽奶油 .... 2 小匙
磨碎的小豆蔻 .... ¼ 小匙
羊奶乳酪 .... 114 克
大型雞蛋，室溫......................... 1 顆
黃元帥蘋果 .... 2 顆
磨碎的肉桂 .... ½ 小匙

作法

1 烤箱預熱至攝氏 190 度。圓形烤盤抹上奶油、撒上麵粉，建議使用 9 吋（約 23 公分）的披薩烤盤。

2 **製作派皮**：用奶油切刀把奶油、全麥麵粉、杏仁粉與龍舌蘭花蜜混合在一起，粗略混合即可。加入杏仁漿、香草萃取液跟鹽，充分混合。

3 用手把麵團揉成球狀，視需要加入更多全麥麵粉，以免沾鍋。把麵團放在碗裡，蓋上保鮮膜，冷藏 30 分鐘。

4 **製作內餡**：麵團放進冰箱後，把內餡的材料放進食物調理機攪打，打到質地滑順均勻，然後放進碗裡，蓋上保鮮膜，冷藏保存。要做蘋果派時再取出。

5 在一大塊砧板與擀麵棍上撒全麥麵粉。取出冰箱裡的麵團，小心擀成一個圓形（不用很圓），要比烤盤紙稍微大一些。麵團很容易碎，請小心移到烤盤上。

6 蘋果切半去核，切成薄片。動作要快，因為蘋果氧化得很快。

7 從冰箱取出內餡。用平坦的抹刀把內餡鋪在麵團頂端。蘋果片以順時鐘或逆時鐘方式鋪在內餡上，把外圍多出來的麵團往內捲，做成蘋果派的邊。

8 送進烤箱的中層，烤 45 到 50 分鐘，烤到蘋果的邊緣焦脆，內餡鬆軟。

9 拿出烤箱，靜置冷卻。撒上肉桂粉即可享用。

豪華「巧克力」果仁蛋糕 Ⓓ

這款果仁蛋糕雖然不符合低熱量飲食的標準，但符合低酸飲食的原則：不用白麵粉、精製糖、牛奶和巧克力。外觀和味道都是你夢寐以求的巧克力蛋糕。不過這款蛋糕沒有使用麵粉，所以質地鬆散，移動時要小心。

🍳 6～8 人份　🕐 蛋糕 20 分鐘，糖霜 7 分鐘，外加烘焙與冷卻時間

蛋糕

有機無鹽奶油，多備一些抹烤盤，室溫	8 大匙（1 條）
龍舌蘭花蜜	¼ 杯
大型雞蛋，室溫	2 顆
香草萃取液	1 小匙
原味希臘優格	⅓ 杯
杏仁漿	¼ 杯
杏仁粉，另備擀麵團用	1 杯
椰子粉	⅓ 杯
刺槐豆粉	¼ 杯
小蘇打	½ 小匙
泡打粉	1 小匙
凱爾特海鹽	少許

糖霜

杏仁漿	½ 杯
刺槐豆	1 杯
香草萃取液	¼ 小匙
磨碎的肉桂	¼ 小匙
刺槐豆粉	½ 小匙
凱爾特海鹽	少許
有機無鹽奶油，室溫	8 大匙（1 條）

作法

1　烤箱預熱至攝氏 175 度。在 8 吋（約 20 公分）彈簧扣蛋糕模上鋪烤盤紙，抹奶油、撒麵粉。

2　**製作蛋糕**：取一個大玻璃碗，用電動攪拌器把奶油跟龍舌蘭花蜜攪拌兩分鐘。一次加入一顆雞蛋，繼續攪拌。切勿攪拌過度。拌入香草萃取液、優格與杏仁漿。

3　取另一個碗，篩入杏仁粉、椰子粉、刺槐豆粉、小蘇打、泡打粉跟鹽。以每次 ⅓ 的份量把乾料拌入濕料。

4　完成後將濃稠的麵團倒入蛋糕模，盡量維持麵團均勻。

5　烤 25 至 30 分鐘，烤到蛋糕全熟。（可把牙籤插進蛋糕中心，如果拔出來沒有麵糊沾黏，代表烤好了。）

6　**製作糖霜**：用雙層鍋煮至水滾，然後轉小火微滾。杏仁漿、刺槐豆、香草萃取液、肉桂、刺槐豆粉和鹽放入上層慢慢融化，攪拌以免燒焦，應需要 3 至 5 分鐘。融化後立刻關火，

倒進玻璃碗。冷卻至室溫。

7 糖霜冷卻至室溫後，加入奶油。使用電動攪拌器，以高速把糖霜攪拌到質地均勻滑順。

8 蛋糕冷卻 20 分鐘左右，此時應仍是微溫，移除蛋糕模的外框。趁蛋糕微溫時把一半的糖霜抹在蛋糕上，讓蛋糕吸收糖霜的氣味。剩下的一半糖霜冷藏 1 至 2 小時。蛋糕完全冷卻、糖霜冰過之後，把剩下的糖霜也抹上去即可享用。

9 若有吃剩的蛋糕，放入冰箱冷藏。

水果刺槐豆火鍋 F

這是比較簡便的保養期甜點。整顆草莓、鳳梨塊和香蕉片，就是最美的視覺效果。把水果放在大盤子上，旁邊放一碗刺槐豆醬。用木籤串起水果，或是在每塊水果上放支小叉子。把水果放進刺槐豆醬裡沾一下，拿起來就能享用！

🍳 2 人份

🕐 5～7 分鐘，外加清潔與切水果的時間

食材

刺槐豆 .... ⅓ 杯
刺槐豆粉 .... 1 大匙
杏仁漿 .... ⅓ 杯

作法

1 用雙層鍋把水煮至微滾後，轉成中大火。

2 所有材料放進上層，一邊微滾一邊用力攪拌約 2 到 4 分鐘，攪拌到融化且質地滑順。關火，把刺槐豆醬倒入碗中。

晚餐後乳酪拼盤

偏好低糖甜點的低酸守門人，可以選擇高雅的乳酪拼盤。（地中海地區依然把乳酪當成飯後甜點！）作為甜點的乳酪拼盤跟大家熟悉的前菜不同，乳酪會搭配新鮮水果與果乾、堅果和甜的調味料。

為了讓乳酪拼盤更加豐富鮮豔，可使用低酸守門人能吃的三種乳酪：艾斯阿格、切達與藍紋，搭配杏李乾或櫻桃乾，水果可選蘋果、梨子或葡萄，堅果可選胡桃和汆燙過的榛果或杏仁。

另可準備一小罐蜂蜜用來淋在乳酪上（軟質乳酪和蜂蜜味道很搭），搭配烤全穀麵包一起吃。

椰子刺槐豆棒 Ⓓ

🍲 12 人份　　🕐 50 分鐘

這道低糖低酸的美國經典甜食可以直接享用（不加糖霜！）若想特別一點，也可用攪拌過的馬斯卡彭乳酪做糖霜，這是一種比較細緻、加工程度較低的義大利奶油乳酪。

椰子刺槐豆棒

有機無鹽奶油，室溫，多備一些抹烤盤 ....8 大匙（1 條）
杏仁粉，另備撒烤盤用 ....1 杯
椰子粉 ....½ 杯
泡打粉 ....1 小匙
小蘇打 ....1 小匙
磨碎的肉桂，另備做糖霜用，
（非必須）.........................1 ½ 小匙
磨碎的多香果（allspice）.....¼ 小匙
磨碎的丁香 ....¼ 小匙
凱爾特海鹽 ....少許
龍舌蘭花蜜 ....¼ 杯
大型雞蛋 ....3 顆
香草萃取液 ....1 小匙
中型胡蘿蔔，磨泥 ....3 根
生薑，削皮、磨泥.............約 5 公分

糖霜（非必須）

盒裝馬斯卡彭乳酪..................227 克
椰奶 ....2 大匙
龍舌蘭花蜜 ....2 大匙

香草萃取液 .... ½ 小匙

作法

1 烤箱預熱至攝氏 175 度。準備一個 9×9 吋（約 20×20 公分）烤盤，抹上奶油、撒上杏仁粉。

2 **製作椰子刺槐豆棒**：杏仁粉、椰子粉、泡打粉、小蘇打、肉桂、多香果、丁香和鹽過篩，裝在大碗裡。

3 另取一個碗，用電動攪拌器以中速攪拌奶油與龍舌蘭花蜜兩分鐘。一次加入一顆雞蛋並繼續攪拌。麵糊看起來不太均勻，但不要攪拌過度。拌入香草萃取液。

4 濕料與乾料混合在一起，拌入胡蘿蔔和薑。把麵糊倒入烤盤。用抹刀把麵糊抹平。應該只有薄薄一層。

5 烤 30 分鐘，拿出烤箱，靜置到完全冷卻。

6 **製作糖霜**（若有）：取一個小碗，用電動攪拌器以高速攪拌馬斯卡彭乳酪，攪拌到質地鬆軟。

7 一次加入 1 大匙椰漿，稀釋糖霜。加入龍舌蘭花蜜與香草萃取液繼續攪拌到質地滑順。如果不立即使用，請放入冰箱冷藏。

8 把馬斯卡彭糖霜裹在外層，然後撒上肉桂粉。

9 切成 16 條棒狀物即可享用（見**小提醒**）。

小提醒：如果有裹糖霜，建議先冷藏再享用。

夏南瓜瑪芬佐「巧克力」醬 G

雖然名字聽起來很古怪，但夏南瓜和巧克力的組合是很完美的地中海料理。低酸版本以刺槐豆取代巧克力。瑪芬嘗起來不會有夏南瓜的味道，夏南瓜只是用來增加濕潤感。用天然龍舌蘭花蜜調味，不含乳製品，這是一道隨時都能享用的點心。

🍳 12 人份　　🕐 20 分鐘，外加冷卻時間

食材

椰子油，小火融化後、冷卻至室溫
......................................⅔ 杯
龍舌蘭花蜜 ....⅓ 杯
大型雞蛋 ....2 顆
香草萃取液 .... 1 小匙
全麥麵粉 .... 1 ½ 杯
小蘇打 .... ½ 小匙
泡打粉 .... ½ 小匙
凱爾特海鹽 .... 少許
磨碎的肉桂 .... ½ 小匙
核桃，用食物調理機打成粉狀... ½ 杯
夏南瓜，洗淨、去除頭尾、磨細......
......................................1 顆

作法

1 烤箱預熱至攝氏 175 度。12 個瑪芬蛋糕模放好襯紙。

2 取一個中型碗，攪拌椰子油、龍舌蘭花蜜與香草萃取液。

3 麵粉、小蘇打、泡打粉、鹽和肉桂粉過篩，放入一個小碗。

4 混合濕料與乾料。拌入核桃與夏南瓜。

5 麵糊倒進杯子蛋糕襯紙，大約裝滿一半。

6 烤 20 分鐘。靜置到完全冷卻。

7 也可視個人喜好裹上一層刺槐豆甘納許巧克力醬（見 206～207 頁），大功告成。

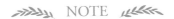

NOTE

護胃運動

運動與胃食道逆流的關係

　　酸害是消化系統的疾病，因此我們很容易忽略運動也是解決胃酸逆流症狀的方法之一。但是運動不應該被忽視。逆轉酸害、減輕逆流症狀最強大的工具是低酸高纖飲食，可是搭配運動而獲得的良好改善效果，單靠飲食是辦不到的。

　　說到健康，建立（或維持）固定的運動習慣至關重要。運動有許多好處，包括幫助細胞以更有效率的方式使用葡萄糖，進而平衡血糖；減少血管的僵硬程度，讓血流更加順暢，進而降低血壓。運動有助於降低三酸甘油酯和 LDL 膽固醇濃度，這兩種脂肪都與罹患心臟病的風險有關。雖然用藥也能獲致上述效果，但運動不會造成身體的負擔（除了上健身房用的包包）。基本上，運動沒有任何不好的副作用。唯一要注意的是，你應該先諮詢醫生，再決定要做哪些運動。

　　身為低酸守門人，你應該知道活動量最高的人跟活動量最低的人比起來，罹患食道癌的比例低了 29％。這可能是因為運動有助於達到健康體重不復胖，進而防止酸害惡化或發生，包括可能導致食道癌的酸害。運動也有助於抑制壓力荷爾蒙，例如皮質醇；我們已知道皮質醇可能會刺激胃酸與胃蛋白酶的分泌。

增加活動量可提升睡眠品質、延長睡眠時間。睡眠不足與胃酸逆流疾病之間有高度相關性。反之亦然：許多有胃酸逆流與火燒喉逆流的人，經常因不適症狀而失眠。如果你遵循睡前 3 小時不吃東西的原則，就能緩解某些夜間逆流的症狀。不過，有一種特定的運動也能抑制飯後胃酸過度分泌。

重要的是，固定的運動習慣有助於加速減重，減輕容易導致逆流酸害的胃壓。運動也會以出乎意料的方式讓你變得更年輕，也更有活力去為自己的健康攝取最佳飲食。

我是在 2007 年親身體驗到運動的好處，當時終於下定決心開始健身（看見照片裡的自己有彌勒佛一樣的大肚子成了一股神奇動力。）我靠著嚴格執行健身運動減掉了 48 磅（約 22 公斤），腰圍也少了 6 吋（約 15 公分）。健身激發我以同樣嚴格的態度面對飲食，我遵循低酸飲食法的主要原則：不喝酒，尤其是早期，也不吃含糖與防腐劑的加工食品。運動飲食雙管齊下，幫助我恢復以為早已隨著歲月逝去的年輕活力。

好消息是你不需要嚴格的鍛鍊也能享受運動的好處。事實上，修復期可以考慮縮短劇烈運動的時間，因為長時間運動可能會加劇或甚至激發胃酸逆流症狀。對低酸守門人來說，運動的規律比強度更加重要。針對胃酸逆流的運動，還有其他需要特別注意的地方與考量。

▌胃食道逆流的運動須知

運動習慣一定要持之以恆

比起有一搭沒一搭的運動，養成運動習慣更能幫助減重（若你原本就是正常體重，規律運動有助維持不變）和降低 BMI。這是因為運動至少可以燃燒你每天攝取的部分熱量，這些熱量變成運動的燃料，而不是閒置不用。沒有用到的熱量，不會像洗乾淨的衣服一樣，等你有空再摺好。這些熱量會儲存在脂肪細胞裡備用，導致發胖。由於代謝作用會隨著年齡變慢，因此熱量儲存變成脂肪的循環持續得愈久，累積的脂肪組織就愈難消除。所以，今天就是開始運動、燃燒熱量的好時機，否則明天這些熱量就會變成你的腰圍。

光靠飲食也能減重，但是研究指出，飲食與運動雙管齊下的減重效果更持久。有一項研究回顧（review）檢視了 490 個飲食和運動的研究，發現雙管齊下的減重效果，比只有改變飲食習慣更好。運動有助於改變身體的成分，這是單靠飲食做不到的，尤其是增加肌肉量，肌肉燃燒的熱量超越其他身體組織。

人需要做多少運動呢？建議至少每週 150 分鐘，大約每天 21 分鐘，或是每兩天 40 多分鐘。由於運動對代謝作用、動機與耐力有累計的效果，建議各位沒有運動的時間，不要超過一天。換言之，不要把 150 分鐘的運動時間，放在同一天，請分散於一個星期內做完。雖然運動有很多立即的好處，但是這些好處通常維持不了一天。我們的目標是盡量維持腦內啡和其他提振情緒的大腦化學物質濃度，這有助於提升身心健康，也能提醒你運動是多麼愉快的事。

如果你累到沒時間運動，請想想這點：一旦開始運動，體力就會變好。這不但是臨床研究的結果，也是我個人的經驗。疲憊的兩大成因是壓力過多和睡眠不足，兩者經常互為因果。經證實，運動能幫助焦慮的人入睡，維持較長時間的睡眠。對 60 歲以上的人來說，除了藥物以外，治療睡眠障礙最有效的方法就是運動。找時間固定運動，可以迅速改善睡眠品質，體力變好，也更有動力堅持低酸飲食。

建立飯後散步的好習慣

為了裝你吃下的東西，胃會自然膨脹。這可能會對下食道括約肌製造更多壓力，導致這條重要的肌肉鬆弛。你現在一定知道，下食道括約肌一旦鬆弛，就等於擋住胃酸逆流的門戶大開。有個方法能防止飯後胃膨脹對下食道括約肌施壓，那就是「去散步」。散步有助消化，可加快胃清空並縮回正常大小的速度，減輕壓力。或許因為散步有助消化，因此晚餐後散步與降低胃癌風險之間存在著關聯。

身為低酸守門人，你應該把晚餐後散步當成重要習慣，不但有助於舒緩胃酸逆流，對情緒也有幫助（散步可紓解壓力）。如果你有養狗與固定每天遛狗的習慣，可以把一次安排在晚餐後。早餐和午餐之後當然也可以散步，但是夜晚散步之所以重要，是因為可以防止夜間胃酸逆流。為了確保晚餐後的散步是預防而非刺激胃酸逆流，最好維持悠閒的步調，速度應比快走或健走更慢。

每天練習腹式呼吸

有愈來愈多證據顯示，腹式呼吸可提升橫膈膜在下食道括約肌附近交疊的韌帶強度，全面強化食道與胃交接處的力量，打造更強大的胃食道逆流防禦牆。腹式呼吸又名橫膈膜呼吸，這種呼吸方式著重在腹部，而非胸部（現在請試著吸氣與呼氣，你會發現起伏最大的是胸部）。

《美國胃腸病學期刊》（American Journal of Gastroenterology）的一篇研究指出，腹式呼吸對逆流症狀有正面影響，可降低胃食道逆流症患者對藥物的需求。研究結果大有可為，但是研究人員也發現將近半數的受試者無法持之以恆、每天固定做 30 分鐘的腹式呼吸。因此我要分享幾個練習腹式呼吸的方法，但這不是硬性規定。我鼓勵大家每天只要做 5 到 10 次腹式呼吸，觀察這樣做有無幫助。就算沒有，花幾分鐘深呼吸也能舒緩壓力，讓你的心情平靜下來。

做腹式呼吸之前，先找一個舒服的姿勢。可以平躺屈膝、腳掌貼地，也能坐在腳掌可貼地的椅子上，或是採取雙腳打開與肩同寬的站姿。無論是哪種姿勢，都要打直脊椎，一手放在胸口，一手放在肚子上。用鼻子慢慢深吸一口氣，把空氣吸進肚子裡（放在肚子上的手感覺到肚子隆起，就表示你做對了）。用鼻子呼氣，感覺肚子扁下去。重複 5 到 10 次，如果你想交換兩手的位置也可以。腹式呼吸隨時都能做，例如午休時間或下午茶小憩時，都可做腹式呼吸來提振精神。

從溫和瑜珈開始

　　如果你沒做過瑜珈，可能會有點卻步。這很合理，因為做瑜珈的人好像筋骨都特別柔軟。但事實上，人人都能做瑜珈，瑜珈可增加柔軟度、肌肉強度與身體平衡。如果你是初學者，可試試哈達瑜珈（hatha yoga）。哈達瑜珈是一種統稱，透過學習瑜珈體位來增進穩定、力量和控制呼吸。在哈達瑜珈底下，艾揚格瑜珈（Iyengar）特別強調正位（alignment）。掌握正位才能學習進階的瑜珈，包括熱門的動瑜珈（Vinyasa）、熱瑜珈（Bikram）等。低強度的瑜珈能有效抑制胃酸逆流，因為重點放在深呼吸、柔軟度與專注力，可以讓刺激胃酸分泌的壓力荷爾蒙冷靜下來。

　　先從溫和、初級的瑜珈課開始，最好選擇小型教室與小班教學，別去上人數眾多的大型課程。小型教室人數少，較能直接獲得老師的指導。再者，小型教室的瑜珈老師往往是瑜珈專業，不會分心學其他運動。最好找會細心幫你確認每一個動作是否正確的老師。身為有胃食道逆流的人，有些姿勢絕對不能做，例如倒立，包括用頭倒立和用手倒立（初級班大概不會碰到）。你也應該注意最常見的下犬式，觀察自己是否出現逆流症狀。做下犬式時，頭部的位置會低於腰部，可能會觸發逆流症狀，但不是人人都會。注意自己做每一種姿勢時，身體有何反應，視需要請老師幫忙調整。好的瑜珈老師在正式上課之前，一定會先詢問學生的健康狀況。如果你有長期的火燒心症狀，務必告知。

量腰圍來追蹤進度

當你結合規律運動與低酸飲食法，體重一定會減輕，同時也能甩掉腹部的贅肉。瘦腰，除了減掉體重，也會減去腹內深層的內臟脂肪[+]，乃體內發生正面改變的重要跡象。研究顯示，這種腹部脂肪並沒有你想的那麼頑強：一開始只要減輕 5～10％的體重，就能消除 10～30％的內臟脂肪。減少內臟脂肪的好處包括：

- 減少由這類代謝活性腹部脂肪製造的代謝發炎指標
- 改善與代謝症候群有關的因素，代謝症候群會加劇發炎
- 降低罹患巴瑞特食道症的風險；有幾項研究發現，巴瑞特食道症與癌前病症和中廣型肥胖（central obesity）之間存在著強烈關聯。

你可以用任何方式測量腰圍。捲尺是提供評估進度的精確指標。只要把捲尺與肚臍平行在腰上繞一圈，就能知道腰圍幾吋。你也可以透過穿著來測量腰圍，例如牛仔褲褲頭是否變緊變鬆。雖然這是比較不科學的方法，但很方便，也能讓你確切感受到減重進度。在捲尺上最初的腰圍尺寸做個記號，之後每一次測量也留下記號，以便追蹤進度。當然，如果你發現腰帶愈來愈緊，而不是愈來愈鬆，代表你應該檢視自己攝取了多少加工食品。

[+] 內臟脂肪主要存在於人體腹腔內，分布圍繞於臟器四周，藉此發揮保護器官、減少外界衝擊力的作用。有愈來愈多證據顯示，腰圍能大致反應一個人腹內深層脂肪的多寡。

飯後 2～3 小時再運動

第 8 章提過，雖然飯後躺臥或癱坐很舒服，但重力是可怕的敵人，尤其是胃裡的食物還沒完成消化的時候。運動也是同樣的道理。胃裡的食物全滿或半滿時就去運動，某些動作或某種特定動作就可能導致下食道括約肌受到壓迫，進而使胃酸和破壞組織的胃蛋白酶逆流入食道。為了避免這種情況，飯後至少 2 小時才能運動，如果進食量較大，至少要等 3 小時。每個人作息不同，有些人可能得在早餐前空腹運動。中等強度的運動應該沒問題，但務必注意自己身體的感覺。起床先喝兩杯水（約 500 毫升）補充水分後再開始運動。不要在運動前喝咖啡、茶或柑橘類果汁，因為這些飲料都會刺激胃酸逆流。如果你遵循修復期的規定，應該已經完全戒喝這些飲料。即便你完成了修復期，運動前也最好別喝。

會壓迫腹壁或誘發胃食道逆流的運動，不做！

預防胃食道逆流的運動時機，重要性不亞於運動的種類。應盡量避免會對腹壁（也就是核心）造成強烈壓迫的動作，也**不要做**需要長時間屈著身體，或是頭的位置經常低於腰的動作，包括：

- 舉重
- 仰臥起坐、捲腹（crunch）及類似的腹部運動（但正確的棒式撐體動作沒問題）

- 競賽單車：因為需要屈著身體（飛輪課程的姿勢類似騎單車，但是你可以調整握把高度，讓身體不至於過度蜷曲）
- 體操或進階瑜珈
- 需要大量跳躍的運動：高強度有氧運動、劇烈的跑步、跳繩
- 衝浪：會對上腹部造成長時間的壓力

　　如果你本來就經常從事上述運動，不代表你必須放棄。但你應該特別注意用餐和運動的時間。一定要在飯後 2 至 3 小時才能運動，並密切注意自身症狀的變化。如果有任何運動讓你的胃食道逆流變嚴重，請等到修復期結束後再恢復這些運動。

　　適合胃酸逆流的運動包括：固定式單車，或是不會使身體過度蜷曲的單車運動、快走、溫和的瑜珈、重量訓練（排除舉重）、短時間內穿插溫和與劇烈運動的徒手重訓（bodyweight training）。長時間劇烈運動可能會加劇胃酸逆流與發炎，所以選擇短時間的劇烈運動比較安全。再提醒一次，胃食道逆流患者運動的重點在於觀察身體的感受。每個人對運動的耐受程度不同，你可能會發現，如果進食時間和運動時間互相配合調整，感覺就會大不相同。

注意喝運動飲料的時機（完全不喝最好）

　　很多運動飲料含有大量檸檬酸，尤其是開特力（Gatorade），檸檬酸會直接傷害食道組織。正在調理胃酸問題的人不該喝這種飲料，尤其是正在運動的時候，因為下食道括約肌承受了較大的壓力。

▎HIIT 高強度間歇訓練──為健康而動

　　高強度間歇訓練（high-intensity interval training，簡稱 HIIT）是近幾年相當流行的運動方式，部分歸功於短暫且有效的鍛鍊方式。這種訓練通常是交替進行不同強度的徒手重訓，從最高強度到幾乎無須花費力氣的級數都有，運動時間最短 7 分鐘，最長 40 分鐘。HIIT 好處很多，是改變身體組成、燃燒腹部脂肪最有效的方式之一，也有助於改善內皮功能（endothelial function），對全身的循環和細胞功能都很重要，包括食道在內。HIIT 也能有效提升血糖控制能力，維持血糖平衡。最大的好處或許是 HIIT 可以完全配合你的體能程度，量身打造。你可以自己決定運動的強度。

　　我親眼看過 HIIT 成功幫助許多人改造身材，因為它讓你再也無法藉口沒空運動。分享我個人完成 HIIT 的經驗，雖然辛苦，但是在 40 分鐘內就能結束一場痛快的運動，洗澡走人。

　　你可以嘗試本書提供的初級 HIIT，由我和紐約市健身教練費絲·墨菲（Faith Murphy）一起設計。墨菲領有美國國家運動醫學院（National Academy of Sports Medicine）與國際運動科學協會（International Sports Sciences Association）的證照，也是高級健身俱樂部艾奎諾斯（Equinox）的認證教練。由於 HIIT 包括強度較高的運動，最好先暖身。僵冷的肌肉對劇烈運動的反應通常不太好，就算時間很短也一樣。暖身之後，從三種訓練之中選一個來做：第一個是固定式單車的心肺運動，第二個是跑步或行走的心肺運動，第三個是徒手重訓。無論選哪一個，都要觀察自己的逆流症狀，視需要調整強度。

HIT 暖身運動

在 5 分鐘之內，整套動作完成愈多次愈好，
途中不可休息。

初級動作	次數
深蹲	10
開合跳	20
左後跨步	5
右後跨步	5
屈膝伏地挺身	5
跑者棒式，雙腿交替	10
仰臥起坐	5

HIT 心肺單車

初級 37分鐘

時間	動作
5 分鐘	暖身
1 分鐘	用力衝刺。可調整變速器、阻力、速度，或一起調整來增加強度
3 分鐘	輕鬆踩踏板
1 分鐘	用力衝刺。可調整變速器、阻力、速度或一起調整來增加強度
3 分鐘	輕鬆踩踏板
1 分鐘	用力衝刺。可調整變速器、阻力、速度或一起調整來增加強度
3 分鐘	輕鬆踩踏板
1 分鐘	用力衝刺。可調整變速器、阻力、速度或一起調整來增加強度
3 分鐘	輕鬆踩踏板
1 分鐘	用力衝刺。可調整變速器、阻力、速度或一起調整來增加強度
3 分鐘	輕鬆踩踏板
1 分鐘	用力衝刺。可調整變速器、阻力、速度或一起調整來增加強度
3 分鐘	輕鬆踩踏板
3 分鐘	能力範圍內 3 分鐘內連續全力踩踏
5 分鐘	平緩的慢速踩踏

HIT 心肺行走／跑步／衝刺

初級 32分鐘

時間	動作
5 分鐘	暖身行走
5 分鐘	快走
30 秒	慢跑
3 分鐘	行走
30 秒	慢跑
3 分鐘	行走
30 秒	慢跑
3 分鐘	行走
30 秒	慢跑
3 分鐘	行走
1 分鐘	慢跑
5 分鐘	平緩的行走

HIIT 徒手重訓運動

在 20 分鐘內，整套動作完成愈多次愈好，
每項動作之間休息 30 到 60 秒。

初級	次數／時間
改良版波比跳躍（burpee）： 蹲下，雙腿向後跳呈高棒式，雙腿向前跳 恢復蹲姿，站起來	5 次
海豚 V 型伏地挺身： 先做高棒式，雙腿慢慢走向手掌，身體成 倒 V 型。然後先彎曲手臂，再撐起身體	5 次
後跨步：雙腿交替	10 次
高棒式	30 秒
寬步深蹲：蹲低，挺胸，雙手放在髖骨上	10 次
四足跪姿核心： 伸直右手臂，然後縮回 伸直左手臂，然後縮回	4 次
四足跪姿核心： 伸直左腿，然後縮回 伸直右腿，然後縮回	4 次

HIIT 平緩伸展

貓式與牛式

貓式：四足跪姿（手掌、膝蓋貼地，身體呈ㄇ形）；
拱背，低頭。

牛式：四足跪姿；腹部下沉，背部下凹，眼睛往上看

肩膀／核心

四足跪姿，舉起右手臂，繞到左邊，把右手臂伸到左
手臂下方，手心朝上，右臉頰貼地。恢復四足跪姿。

舉起左手臂，繞到右邊，把左手臂伸到右手臂下方，
手心朝上，臉頰貼地。

屈膝運動：髖部屈肌／大腿後肌／骨四頭肌

左腳在前，右腳在後，抬頭挺胸，背部打直，右膝彎
曲向下。

身體重心向前，感受右前腿的肌肉受到伸展。臀部坐
在右腳跟上，左腿伸直，伸展大腿後肌。

右腳在前，左腳在後，抬頭挺胸，背部打直，左膝彎
曲向下。

身體重心向前，感受左前腿的肌肉受到伸展。臀部坐
在左腳跟上，右腿伸直，伸展大腿後肌。

嬰兒式

跪下之後，把臀部放在腳跟上，以骨盆為支點將身體
前傾。雙手一步步往前伸展，直到手臂完全伸直。慢
慢降低上半身，直到身體與大腿貼合，額頭貼在地板
上。如果頭貼在地板上覺得不舒服，可以放一塊墊子
或毯子。

關於運動和胃酸逆流的最後提醒

身為關心病人整體健康與壽命長短的醫生，我建議大家每天都要運動，無論是哪一種運動。對長時間久坐的人來說尤其重要。長時間久坐又稱「新型態吸菸」，與某幾種癌症、心臟病和第二型糖尿病的高風險有關。這樣的關聯或許可歸因於長時間久坐會造成發炎程度升高，目前已知發炎與很多疾病之間存在著關聯。

身為醫生，我的關心更加聚焦。為了加速酸害痊癒，我希望各位擬定良好的運動策略，搭配相輔相成的飲食。在這樣的情況下，你的運動不只是活動身體，也包括呼吸和運動的方式和時間，尤其是飯後。現在你已經知道，最適合低酸守門人的運動包括：不會過度激烈的運動，以免刺激胃酸逆流；有助於減輕體重的運動，尤其是腹部的贅肉；根據體能量身打造的運動；以及可以讓你持之以恆的運動。考慮到上述各項條件，我很鼓勵大家試試本章介紹的 HIIT 鍛鍊，無論是哪一種運動，只要能夠增加每天的運動量，都比完全不運動好得多。

在你走進健身房或是出門走路之前，別忘了，對抗胃食道逆流最強大的工具是先前介紹的飲食調整，但是運動帶來的深遠效果，絕對超越只依賴飲食。

結論 CONCLUSION

擺脫胃食道逆流的人生

讀完本書，你應該很清楚胃酸相關疾病已來到臨界點。光是在美國，每個月承受胃食道逆流之苦的人就超過 6 千人；每天有 46 人被診斷出食道癌，也就是酸害最嚴重的後果。希望讀者可知道酸害與其相關疾病並非無法避免。身為剛剛受訓完成的低酸守門人，你已具備能力逆轉最嚴重的幾種酸害形式。當然，在這個充斥高酸的世界裡，你無須單打獨鬥；這本低酸聖經會時時陪伴著你。

如果書剛好不在手邊，你可以回歸到低酸飲食的基本原則，因為這些原則絕不會令你失望。想阻擋酸害與兇猛的發炎大軍，就要切記不要吸菸、準時吃飯、使用低酸烹調法，以及最低限度的加工食品。你所攝取的低酸食物，一定要富含纖維素，可以提供均衡的宏量營養素與微量營養素。還有，別喝汽水。

在我行醫的經驗中，因貫徹這些原則而改變人生的病患不斷出現。火燒心與胃食道逆流的人都得到顯著且持久的改善，只要是沒有被診斷出巴瑞特食道症的人，幾乎都可以停止服用氫離子幫浦阻斷劑。因火燒喉逆流症狀來求診的病患也一樣，這類症狀包括久咳不癒、聲音沙啞、喉嚨有異物感、經常清喉嚨、鼻涕倒流和吞嚥困難。換言之，低酸飲食法確實有效，只要你能持之以恆。

自體免疫疾病的病患，例如腸躁症、克隆氏症、牛皮癬、纖維肌痛症（fibromyalgia）與類風濕性關節炎，對低酸飲食法的反應可說是錦上添花！如果嚴格遵守低酸飲食法修復期的規定，有些病患的症狀會消失，不再需要服用消炎藥物，像是類固醇與非類固醇的消炎藥（NSAID）。飲食的消炎效果，似乎足以消除全身各處的發炎。這原本只是理論，不過恰巧在我寫這本書的最後一天，《美國醫學會期刊》（*Journal of the American Medical Association*）發表了一篇富開創性的研究。

這篇發表於 2016 年 5 月 17 日的研究與相應的評論，都提出了證據，證明酸會觸發深層組織的發炎反應，釋放出一種不斷增生的促炎蛋白質。酸害與全身性發炎症狀惡化之間的關聯已有科學證據，在我多年的行醫生涯中，也見證到同樣的情況。

這項發現的臨床意義極為重要。簡單來說，對你和（你自身希望能夠）持之以恆的低酸飲食，這意味著：你的收穫可能遠遠超過消除胃食道逆流症狀，最終的成效可能還包括：有效對抗危害現代人的許多發炎疾病，降低發病風險。

整體生活型態也是控制酸害與發炎的關鍵。別想太多，實踐起來並不難。請持續不間斷地運動，因為運動可以維持健康體重、提升睡眠品質，以及增加抗壓性（別忘了，運動的習慣愈持久規律，你就會愈喜歡運動，成效也愈顯著）。壓力大的時候，腹式呼吸技巧能為你帶來平靜，失眠的夜裡也能透過腹式呼吸幫助入眠。

▌ 傳遞火燒喉火炬

　　我想提出最後一個重要的建議：請把火燒喉火炬傳下去。現在你們已經掌握強大的資訊，那就是咳嗽、聲音沙啞、清喉嚨、喉嚨異物感等症狀可能來自長期酸害，而且長期酸害可能發展為美國第二大癌症「食道癌」。傳遞這個重要訊息一直就是我個人的長期聖戰，我打算持續奮戰到「胃食道逆流無害」的觀念有所改變。因此，希望身為知道真相的少數人，也就是各位讀者，能幫我傳遞這個重要訊息。

　　在此並非要請各位散播類似醫療診斷的意見，而是希望你們鼓勵有長期喉嚨症狀的人去看專業醫師，或者買一本《低酸‧食療‧護胃聖經》做為好的開始。本人最終的希望是能中止並逆轉食道癌的上升趨勢。這個希望，唯有透過你我攜手合作才能實現。

對低酸守門人來說，招待一大群人似乎充滿挑戰，其實賓主之間有很多美味的選擇。最棒的是，不會有人發現常見的高酸食材被偷偷拿掉了。進入保養期之後，你可以盡情發揮創意。只要根據人數增加食材，按照書裡的食譜做菜就行了。以下提供幾個適合特殊日子的食譜：

情人節雙人套餐

烤甜菜與鮮黃瓜佐白豆泥（198 頁）
味噌龍舌蘭醬比目魚佐芝麻白菜（192 頁）
豪華「巧克力」果仁蛋糕（250 頁）

週末早午餐

新鮮水果盤
地中海綜合沾醬：蘋果甜菜橄欖醬（226 頁）、橄欖朝鮮薊蔬菜醬（227 頁）、皇帝豆泥（228 頁），搭配生菜食用
羊奶乳酪菠菜烘蛋（225 頁）
椰子刺槐豆棒（252 頁）
夏南瓜瑪芬佐「巧克力」醬（254 頁）

夏季烤肉日

烤鮮蔬冷湯（232 頁）
墨式蝦子沙拉佐酪梨、黑豆與香菜（196 頁）
火雞肉漢堡佐芝麻菜薑汁沙拉（193 頁）
西瓜莫札瑞拉雞尾酒沙拉（204 頁）

特殊日子的低酸食譜 LOW ACID MENUS FOR SPECIAL OCCASIONS

　　鼓勵大家到 www.acidwatcher.com 持續了解胃食道逆流的最新資訊，以及研究與最新發現的更新訊息。如果你對臨床文獻有興趣，我建議你查閱「參考資料」列出的研究。如果你想進一步了解食品工業、現代人面臨的飲食挑戰、未來趨勢以及你可以採取的行動，可以看看下列書籍：

《關於食物：謹慎飲食指南》（*Food Matters: A Guide to Conscious Eating*）
　　作者：馬克・彼特曼（Mark Bittman）

《廚師觀點：食物的隱藏危險與因應之道》（*Bitter Harvest: A Chef's Perspective on the Hidden Dangers in the Foods We Eat and What You Can Do about It*）
　　作者：安・庫柏（Ann Cooper）與麗莎荷姆斯（Lisa Holmes）

《糖、脂肪、鹽：食品工業誘人上癮的三詭計》（*Salt Sugar Fat: How the Food Giants Hooked Us*，中文版由八旗文化於 2015 年出版）
　　作者：邁可・摩斯（Michael Moss）

《雜食者的兩難：速食、有機與野生食物的自然史》（*The Omnivore's Dilemma: A Natural History of Four Meals*，中文版由大家出版社於 2012 年出版）
　　作者：麥可・波倫（Michael Pollan）

參考資料 SOURCES

預知更多最新研究、發現的更新訊息，請至本書官方網站：www.acidwatcher.com。

前　言

Nason, K, P Wichienkuer et al. "Gastroesophageal Reflux Disease Symptom Severity, Proton Pump Inhibitor Use, and Esophageal Carcinogenesis." *Archives of Surgery* 146, no. 7 (2011): 851–858.

Siegel, RL, KD Miller et al. "Cancer Statistics, 2016." *CA: A Cancer Journal for Clinicians* 66, no. 1 (2016): 7–30.

Chapter 1　膳食酸，何以值得戒慎恐懼？

Dent J, HB El-Serag et al. "Epidemiology of Gastro-Oesophageal Reflux Disease: A Systematic Review." *Gut* 54, no. 5 (2005): 710–717.

El-Serag, HB, S Sweet et al. "Update on the Epidemiology of Gastro-Oesophageal Reflux Disease: A Systematic Review." *Gut* 63, no. 6 (2014): 871–880.

Fass R, SF Quan et al. "Predictors of Heartburn during Sleep in a Large Prospective Cohort Study." *Chest* 127, no. 5 (2005): 1658–1666.

Koufman, JA. "Low-Acid Diet for Recalcitrant Laryngopharyngeal Reflux: Therapeutic Benefits and Their Implications." *Annals of Otology, Rhinology and Laryngology* 120, no. 5 (2011): 281–287.

Koufman, JA, JE Aviv et al. "Laryngopharyngeal Reflux: Position Statement of the Committee on Speech, Voice, and Swallowing Disorders of the American Academy of Otolaryngology–Head and Neck Surgery." *Otolaryngology Head and Neck Surgery* 127, no. 1 (2002): 32–35.

Niemantsverdriet, EC, R Timmer et al. "The Roles of Excessive Gastrooesophageal Reflux, Disordered Oesophageal Motility and Decreased Muco- sal Sensitivity in the Pathogenesis of Barrett's Oesophagus." *European Journal of Gastroenterology and Hepatology* 9, no. 5 (1997): 515–519.

Reavis, K, C Morris et al. "Laryngopharyngeal Reflux Symptoms Better Predict the Presence of Esophageal Adenocarcinoma Than Typical Gastroesophageal Reflux Symptoms." *Annals of Surgery* 239, no. 6 (2004): 849–858.

Chapter 2　逆流的胃酸、食道與癌症

Angelopoulos, TJ, J Lowndes et al. "The Effect of High-Fructose Corn Syrup Consumption on Triglycerides and Uric Acid." *Journal of Nutrition* 139, no. 6 (2009): 1242S–1245S.

Aviv, JE. "pH Basics and the pH of Commonly Consumed Foods." In *Killing Me Softly from Inside: The Mysteries and Dangers of Acid Reflux and Its Connection to America's Fastest Growing Cancer with a Diet That May Save Your Life,* 70–78. North Charleston, SC: CreateSpace, 2014.

Carpenter, M. "Introduction: A Bitter White Powder." In *Caffeinated: How Our Daily Habit Helps, Hurts and Hooks Us*, xvi. New York: Hudson Street Press, 2014.

——. "Why Do Americans Drink Half as Much Coffee Today as They Did 60 Years Ago?" Zócalo Public Square. April 22, 2014. http://www . zocalopublicsquare.org/2014/04/21/why-do-americans-drink-half-as -much-coffee-today-as-they-did-60-years-ago/ideas/nexus/.

Chin, TW, M Loeb et al. "Effects of an Acidic Beverage (Coca-Cola) on Absorption of Ketoconazole." *Antimicrobial Agents and Chemotherapeu- tics* 39, no. 8 (1995): 1671–1675.

Lacy, BE, J Carter et al. "The Effects of Intraduodenal Nutrient Infusion on Serum CCK, LES Pressure, and Gastroesophageal Reflux." *Neurogastroenterology and Motility* 23, no. 7 (2011): 631–638.

Lada, MJ, DR Nieman et al. "Gastroesophageal Reflux Disease, Proton-Pump Inhibitor Use and Barrett's Esophagus in Esophageal Adenocarcinoma: Trends Revisited." *Surgery* 154, no. 4 (2013): 856–866.

Lyden, E. "High Fructose Corn Syrup: A Food to Completely Avoid to Stay Healthy." Mic. October 6, 2012. http://mic.com/articles/15310/high -fructose-corn-syrup-a-food-to-completely-avoid-to-stay-healthy.

McQuaid, KR, and L Laine. "A Systematic Review and Meta-Analysis of Randomized, Controlled Trials of Moderate Sedation for Routine Endoscopic Procedures." *Gastrointestinal Endoscopy* 67, no. 6 (2008): 910–923.

Moss, M. *Salt Sugar Fat: How the Food Giants Hooked Us.* New York: Random House, 2014.

Peery, AF, ES Dellon et al. "Burden of Gastrointestinal Disease in the United States: 2012 Update." *Gastroenterology* 143, no. 5 (2012): 1179–1187.

Pohl, H, and HG Welch. "The Role of Over-Diagnosis and Reclassification in the Marked Increase of Esophageal Adenocarcinoma Incidence." *Jour-nal of the National Cancer Institute* 97, no. 2 (2004): 142–146.

Samuels, TL, AC Pearson et al. "Curcumin and Anthocyanin Inhibit Pepsin-Mediated Cell Damage and Carcinogenic Changes in Airway Epithe- lial Cells." *Annals of Otology, Rhinology and Laryngology* 122, no. 10 (2013): 632–641.

Sandner, A, J Illert et al. "Reflux Induces DNA Strand Breaks and Expression Changes of MMP1+9+14 in a Human Miniorgan Culture Model." *Experimental Cell Research* 319, no. 19 (2013): 2905–2915.

Shaheen, NJ, GW Falk et al. "ACG Clinical Guideline: Diagnosis and Management of Barrett's Esophagus." *American Journal of Gastroenterology* 111, no. 1 (2016): 30–50.

Soyer, T, OU Soyer et al. "Pepsin Levels and Oxidative Stress Markers in Exhaled Breath Condensate of Patients with Gastroesophageal Reflux Disease." *Journal of Pediatric Surgery* 48, no. 11 (2013): 2247–2250.

Stanhope, KL, JM Schwarz et al. "Consuming Fructose-Sweetened, Not Glucose-Sweetened, Beverages Increases Visceral Adiposity and Lip- ids and Decreases Insulin Sensitivity in Overweight/Obese Humans." *Journal of Clinical Investigation* 119, no. 5 (2009): 1322–1334.

U.S. Food and Drug Administration. "Draft Guidance for Industry: Acidified Foods. Food and Drug Administration." Updated January 11, 2016. http://www.fda.gov/Food/GuidanceRegulation/GuidanceDocuments RegulatoryInformation/AcidifiedLACF/default.htm.

Chapter 3　發炎：發炎、胃食道逆流、體重增加之間的關係

Amara, BI, A Karray et al. "Dimethoate Induces Kidney Dysfunction, Disrupts Membrane-Bound ATPases and Confers Cytotoxicity through DNA Damage: Protective Effects of Vitamin E and Selenium." *Biologi- cal Trace Element Research* 156 (2013): 230–242.

Ayzi, S, JA Hagen et al. "Obesity and Gastroesophageal Reflux: Quantifying the Association between Body Mass Index, Esophageal Acid Exposure, and Lower Esophageal Sphincter Status in a Large Series of Patients with Reflux Symptoms." *Journal of Gastrointestinal Surgery* 13 (2009): 1440–1447.

Fisichella, PM, and MG Patti. "Gastroesophageal Reflux Disease and Morbid Obesity: Is There a Relation?" *Société Internationale de Chirurgie* 33 (2009): 2034–2038.

Gorman, C, A Park et al. "Cellular Inflammation: The Secret Killer." Peabody, MA: Inflammation Research Foundation, 2015.

Groopman, J. "Inflamed: The Debate over the Latest Cure-All Craze." *New Yorker.* November 30, 2015. http://www.newyorker.com/magazine /2015/11/30/inflamed.

Huneault, L, ME Mathieu et al. "Globalization and Modernization: An Obesogenic Combination." *Obesity Review* 12 (2011): e64–e72.

Lobo, V, A Patel et al. "Free Radicals, Antioxidants, and Functional Foods: Impact on Human Health." *Pharmacognosy Review* 4, no. 8 (2010): 118–126.

Marseglia, L, G D'Angelo et al. "Oxidative Stress in Obesity: A Critical Component in Human Diseases." *International Journal of Molecular Sci- ences* 16 (2015): 378–400.

Nutrition Science Initiative. "By the Numbers." Accessed June 20, 2016. http:// www.nusi.org/by-the-numbers/.

Priyanka, A, AS Sasidharan et al. "Curcumin Improves Hypoxia Induced Dysfunctions in 3T3-L1 Adipocytes by Protecting Mitochondria and Down Regulating Inflammation." *BioFactors* 40 (2014): 513–523.

Rahman, K. "Studies on Free Radicals, Antioxidants, and Co-Factors." *Clinical Interventions in Aging* 2, no. 2 (2007): 219–236.

Shahteen, N, GW Falk et al. "ACG Clinical Guideline: Diagnosis and Management of Barrett's Esophagus." *American Journal of Gastroenterology* (2015). doi:10.1038/ajg.2015.322.

Chapter 4　治療：從症狀到就醫，你該知道的事

Aisenberg J, JV Brill et al. "Sedation for Gastrointestinal Endoscopy: New Practices, New Economics." *American Journal of Gastroenterology* 100, no. 5 (2005): 996–1000.

Al-Awabdy, B, and CM Wilcox. "Use of Anesthesia on the Rise in Gastrointestinal Endoscopy." *World Journal of Gastrointestinal Endoscopy* 16, no. 5 (2013): 1–5.

Altman, K, CB Simpson et al. "Cough and Paradoxical Vocal Fold Motion." *Otolaryngology Head and Neck Surgery* 127, no. 6 (2002): 501–511.

Aviv, JE. "Transnasal Esophagoscopy: State of the Art." *Otolaryngology Head and Neck Surgery* 135, no. 4 (2006): 616–619.

Aviv, JE, T Takoudes et al. "Office-Based Esophagoscopy: A Preliminary Report." *Otolaryngology Head and Neck Surgery* 125, no. 3 (2001): 170–175.

Aviv, JE, and LF Johnson. "Flexible Endoscopic Evaluation of Swallowing with Sensory Testing (FEESST) to Diagnose and Manage Patients with Pharyngeal Dysphagia." *Practical Gastroenterology* 24 (2000): 52–59.

Aviv, JE, M Parides et al. "Endoscopic Evaluation of Swallowing as an Alternative to 24-Hour pH Monitoring to Diagnose Extra-Esophageal Reflux." *Annals of Otology, Rhinology and Laryngology* 109, suppl. 184 (2000): 25–27.

Christopher, KL, RP Wood II et al. "Vocal-Cord Dysfunction Presenting as Asthma." *New England Journal of Medicine* 308, no. 26 (1983): 1566–1570.

Cohen, L, M DeLegge et al. "AGA Institute Review of Endoscopic Sedation." *Gastroenterology* 133, no. 2 (2007): 675–701.

Cohen, LB, and AA Benson. "Issues in Endoscopic Sedation." *Gastroenterology and Hepatology* 5, no. 8 (2009): 565–570.

Enestvedt, BK, GM Eisen et al. "Is the American Society of Anesthesiologists Classification Useful in Risk Stratification for Endoscopic Procedures?" *Gastrointestinal Endoscopy* 77, no. 3 (2013): 464–471.

Harding, SM, and JE Richter. "The Role of Gastroesophageal Reflux in Chronic Cough and Asthma." *Chest* 111, no. 5 (1997): 1389–1402.

Lee, B, and P Woo. "Chronic Cough as a Sign of Laryngeal Sensory Neuropathy: Diagnosis and Treatment." *Annals of Otology, Rhinology and Laryngology* 114, no. 4 (2005): 253–257.

Liu, H, DA Waxman et al. "Utilization of Anesthesia Services during Outpatient Endoscopies and Colonoscopies and Associated Spending in 2003–2009." *Journal of the American Medical Association* 307, no. 11 (2012): 1178–1184.

McQuaid, K, and L Laine. "A Systematic Review and Meta-Analysis of Randomized, Controlled Trials of Moderate Sedation for Routine Endoscopic Procedures." *Gastrointestinal Endoscopy* 67, no. 6 (2008): 910–923.

Mintz, S, and JK Lee. "Gabapentin in the Treatment of Intractable Chronic Cough: Case Reports." *American Journal of Medicine* 119, no. 5 (2006): 13–15.

Mishriki, Y Y. "Laryngeal Neuropathy as a Cause of Chronic Intractable Cough." *American Journal of Medicine* 120, no. 2 (2007): 5–7. Morrison, M, L Rammage et al. "The Irritable Larynx Syndrome." *Journal of Voice* 13, no. 3 (1999): 447–455.

Murry, T, R Branski et al. "Laryngeal Sensory Deficits in Patients with Chronic Cough and Paradoxical Vocal Fold Movement Disorder." *Laryngoscope* 120, no. 8 (2010): 1576–1581.

Murry, T, and C Sapienza. "The Role of Voice Therapy in the Management of Paradoxical Vocal Fold Motion, Chronic Cough, and Laryngospasm." *Otolaryngology Clinics of North America* 43, no. 1 (2010): 73–83.

Murry, T, A Tabaee et al. "Respiratory Retraining of Refractory Cough and La-ryngopharyngeal Reflux in Patients with Paradoxical Vocal Fold Move-ment Disorder." *Laryngoscope* 114, no. 8 (2004): 1341–1345.

Murry, T, A Tabaee et al. "Respiratory Retraining Therapy and Management of Laryngopharyngeal Reflux in the Treatment of Patients with Cough and Paradoxical Vocal Fold Movement Disorder." *Annals of Otology, Rhinology and Laryngology* 115, no. 10 (2006): 754–758.

Newman, KB, UG Mason III et al. "Clinical Features of Vocal Cord Dysfunc-tion." *American Journal of Respiratory and Critical Care Medicine* 152, no. 4 (1995): 1382–1386.

Petrini, J, and J Egan. "Risk Management Regarding Sedation/Analgesia." *Gas-trointestinal Endoscopic Clinicians of North America* 14, no. 2 (2004): 401–414.

Phua, SY, LP McGarvey et al. "Patients with Gastro-Esophageal Reflux Disease and Cough Have Impaired Laryngopharyngeal Mechanosensitivity." *Thorax* 60, no. 6: 488–491.

Rex, DK, VP Deenadayalu et al. "Endoscopist-Directed Administration of Propofol: A Worldwide Safety Experience." *Gastroenterology* 137, no. 4 (2009): 1229–1237.

Rogers, JH, and PM Stell. "Paradoxical Movement of the Vocal Cords as a Cause of Stridor." *Journal of Laryngology and Otology* 92, no. 2 (1978): 157–158.

U.S. Preventive Services Task Force. "Screening for Colorectal Cancer: U.S. Preventive Services Task Force Recommendation Statement." AHRQ Publication 08-05124-EF-3. Rockville, MD: Agency for Healthcare Research and Quality, 2008.

Vargo, JJ, LB Cohen et al. "Position Statement: Nonanesthesiologist Adminis-tration of Propofol for GI Endoscopy." *American Journal of Gastroen-terology* 104, no. 12 (2009): 2886–2892.

Vertigan, AE, DG Theodoros et al. "The Relationship between Chronic Cough and Paradoxical Vocal Fold Movement: A Review of the Literature." *Journal of Voice* 20, no. 3 (2006): 466–480.

Wani, MK, and GE Woodson. "Paroxysmal Laryngospasm after Laryngeal Nerve Injury." *Laryngoscope* 109, no. 5 (1999): 694–697.

Chapter 5　蛋白質、碳水化合物與脂肪，如何解決膳食酸害？

Basson, M. "Gut Mucosal Healing: Is the Science Relevant?" *American Journal of Pathology* 161, no 4 (2002): 1101–1105.

Berry, W, and M Pollan. *Bringing It to the Table: On Farming and Food.* Berkeley, CA: Counterpoint Press, 2009.

Donaghue, K, M Pena et al. "Beneficial Effects of Increasing Monounsaturated Fat Intake in Adolescents with Type 1 Diabetes." *Diabetes Research and Clinical Practice* 48, no. 3 (2000): 193–199.

Dukan, P. *The Dukan Diet: 2 Steps to Lose the Weight, 2 Steps to Keep It Off Forever.* New York: Crown, 2011.

El-Serag, H, J Satia et al. "Dietary Intake and the Risk of Gastro-Esophageal Reflux Disease: A Cross Sectional Study in Volunteers." *Gut* 54, no. 1 (2005): 11–17.

Esselstyn, C. *Prevent and Reverse Heart Disease: The Revolutionary, Scientifi- cally Proven, Nutrition-Based Cure.* New York: Penguin, 2007.

Food and Nutrition Board, Institute of Medicine of the National Academies. "Dietary Reference Intakes for Energy, Carbohydrate, Fiber, Fat, Fatty Acids, Cholesterol, Protein, and Amino Acids." Washington, DC: National Academies Press, 2005.

Gates, D, and L Schrecengost. *The Baby Boomer Diet: Body Ecology's Guide to Growing Younger.* Carlsbad, CA: Hay House, 2011.

Hernandez-Alonse, P, J Salas-Salvado et al. "High Dietary Protein Intake Is Associated with an Increased Body Weight and Total Death Risk." *Clinical Nutrition* 35, no. 2 (2016): 496–506.

Rybicki, S. "The Importance of HUFAs in Fish Food." Accessed June 20, 2016. http://www.angelsplus.com/ArticleHufa.htm.

Savarino, E, N de Bortoli et al. "Alginate Controls Heartburn in Patients with Erosive and Nonerosive Reflux Disease." *World Journal of Gastroenterology* 18, no. 32 (2012): 4371–4378.

Simopoulos, A. "The Importance of the Omega-6/Omega-3 Fatty Acid Ratio in Cardiovascular Disease and Other Chronic Diseases." *Experimental Biology and Medicine* 233, no. 6 (2008): 674–688.

Taubes, G. "What If It's All Been a Big Fat Lie?" *New York Times,* July 7, 2007. http://www.nytimes.com/2002/07/07/magazine/what-if-it-s-all-been-a-big-fat-lie.html?pagewanted=all&src=pm.

Watson, B, and L Smith. *The Fiber35 Diet: Nature's Weight Loss Secret.* New York: Free Press, 2007.

Chapter 6　如何彌補纖維缺口

de Koning, L, and FB Hu. "Do the Health Benefits of Dietary Fiber Extend beyond Cardiovascular Disease?" *Archives of Internal Medicine* 171, no. 12 (2011): 1069–1070.

Ghanim, H, M Batra et al. "The Intake of Fiber Suppresses the High Fat High Carbohydrate Meal Induced Endotoxemia, Oxidative Stress and Inflammation." *Endocrine Abstracts* 29 (2012): 613.

Lattimer, JM, and MD Haub. "Effects of Dietary Fiber and Its Components on Metabolic Health." *Nutrients* 2, no. 12 (2010): 1266–1289.

Ma, Y, JA Griffith et al. "Association between Dietary Fiber and Serum C-Reactive Protein." *American Journal of Clinical Nutrition* 83, no. 4 (2006): 760–766.

Park, Y, AF Subar et al. "Dietary Fiber Intake and Mortality in the NIH- AARP Diet and Health Study." *Archives of Internal Medicine* 171, no. 12 (2011): 1061–1068.

Pereira, MA, E O'Reilly et al. "Dietary Fiber and Risk of Coronary Heart Disease: A Pooled Analysis of Cohort Studies." *Archives of Internal Medi- cine* 164, no. 4 (2004): 370–376.

Rao, SSC, S Yu et al. "Dietary Fibre and FODMAP-Restricted Diet in the Management of Constipation and Irritable Bowel Syndrome." *Alimentary Pharmacology and Therapeutics* 41, no. 12 (2015): 1256–1270.

Slavin, JL. "Position of the American Dietetic Association: Health Implications of Dietary Fiber." *Journal of the American Dietetic Association* 108, no. 10 (2008): 1716–1731.

Threapleton, DE, DC Greenwood et al. "Dietary Fibre Intake and Risk of Cardiovascular Disease: Systematic Review and Meta-Analysis." *British Medical Journal* 347 (2013): f6879.

Watson, B, and L Smith. *The Fiber35 Diet: Nature's Weight Loss Secret.* New York: Free Press, 2007.

Chapter 7　掌握酸鹼值：破除酸鹼平衡與健康食物的迷思

Bonjour, JP. "Nutritional Disturbance in Acid Base Balance and Osteoporosis: A Hypothesis That Disregards the Essential Homeostatic Role of the Kidney." *British Journal of Nutrition* 110 (2013): 1168–1177.

Chiva-Blanch, G, L Badimon et al. "Latest Evidence of the Effects of the Mediterranean Diet in Prevention of Cardiovascular Disease." *Current Atherosclerosis Reports* 16, no. 10 (2014): 446.

Dwyer, J, E Foulkes et al. "Acid/Alkaline Ash Diets: Time for Assessment and Change." *Journal of the American Dietetic Association* 85, no. 7 (1985): 841–845.

Fenton, TR, AW Lyon et al. "Meta-Analysis of the Effect of the Acid-Ash Hypothesis of Osteoporosis on Calcium Balance." *Journal of Bone and Mineral Research* 24, no. 11 (2009): 1835–1840.

Frassetto, L, R Morris et al. "Diet, Evolution and Aging: The Pathophysiologic Effects of the Post-Agricultural Inversion of the Potassium-to-Sodium and Base-to-Chloride Ratios in the Human Diet." *European Journal of Nutrition* 40, no. 5 (2001): 200–213.

Fung, T, FB Hu et al. "The Mediterranean and Dietary Approaches to Stop Hypertension Diets and Colorectal Cancer." *American Journal of Clin- ical Nutrition* 92, no. 6 (2010): 1429–1435.

Hernandez-Alonse, P, J Salas-Salvado et al. "High Dietary Protein Intake Is Associated with an Increased Body Weight and Total Death Risk." *Clinical Nutrition* 35, no. 2 (2016): 496–506.

Johnston, N, P Dettmar et al. "Activity/Stability of Human Pepsin: Implica- tions for Reflux Attributed Laryngeal Disease." *Laryngoscope* 117, no. 6 (2007): 1036–1039.

Johnston, N, J Knight et al. "Pepsin and Carbonic Anhydrase Isoenzyme III as Diagnostic Markers for Laryngopharyngeal Reflux Disease." *Laryngo- scope* 114, no. 12 (2004): 2129–2134.

Koeppen, BM. "The Kidney and Acid-Base Regulation." *Advances in Physiol- ogy Education* 33, no. 4 (2009): 275–281.

Myers, R. "One Hundred Years of pH." *Journal of Chemical Education* 87, no. 1 (2010): 30–32.

Remer, T. "Influence of Diet on Acid-Base Balance." *Seminars in Dialysis* 13, no. 4 (2000): 221–226.

Schwalfenberg, G. "The Alkaline Diet: Is There Evidence That an Alkaline pH Diet Benefits Health?" *Journal of Environmental and Public Health* (2012). Article ID 727630. doi:10.1155/2012/727630.

Speakman, JR, and SE Mitchell. "Caloric Restriction." *Molecular Aspects of Medicine* 32, no. 3 (2011): 159–221.

Tobey, JA. "The Question of Acid and Alkali Forming Foods." *American Jour- nal of Public Health* 26 (1936): 1113–1116.

Tucker, KL, MT Hannan et al. "The Acid-Base Hypothesis: Diet and Bone in the Framingham Osteoporosis Study." *European Journal of Nutrition* 40 (2001): 231–237.

Vyas, B, and S Le Quesne. *The pH Balance Diet: Restore Your Acid-Alkaline Levels to Eliminate Toxins and Lose Weight.* Berkeley, CA: Ulysses Press, 2007.

Young, R, and S Young. *The pH Miracle for Weight Loss: Balance Your Body Chemistry, Achieve Your Ideal Weight.* New York: Hachette, 2010.

Chapter 8　戒除酸性惡習，建立降酸習慣

Bjornholm, M. "Chronic Glucocorticoid Treatment Increases De Novo Lipogenesis in Visceral Adipose Tissue." *Acta Physiologica* 211, no. 2 (2014): 257–259.

Blanaru, M, B Bloch et al. "The Effects of Music Relaxation and Muscle Relaxation Techniques on Sleep Quality and Emotional Measures among Individuals with Post-Traumatic Stress Disorder." *Mental Illness* 4, no. 2 (2012): e13.

Chow, T. "Wake Up and Smell the Coffee: Caffeine, Coffee and the Medical Consequences." *Western Journal of Medicine* 157, no. 5 (1992): 544–553.

Di Carlo, G, and IA Angelo. "Cannabinoids for Gastrointestinal Diseases: Potential Therapeutic Applications." *Expert Opinion on Investigational Drugs* 12, no. 1 (2003): 39–49.

Dua, KS, SN Surapaneni et al. "Effect of Systemic Alcohol and Nicotine on Airway Protective Reflexes." *American Journal of Gastroenterology* 104, no. 10 (2009): 2431–2438.

Gates, P, A Jaffe et al. "Cannabis Smoking and Respiratory Health: Consideration of the Literature." *Respirology* 19, no. 5 (2014): 655–662.

Hall, W. "What Has Research over the Past Two Decades Revealed about the Adverse Health Effects of Recreational Cannabis Use?" *Addiction* 110, no. 1 (2015): 19–35.

Herring, MP, CE Kline et al. "Effects of Exercise on Sleep among Young Women with Generalized Anxiety Disorder." *Mental Health and Physical Activity* 9 (2015): 59–66.

Huang, JY-H, Z-F Zhang et al. "An Epidemologic Review of Marijuana and Cancer: An Update." *Cancer Epidemiology, Biomarkers and Prevention* 24, no. 1 (2015): 15–31.

Huneault, L, ME Mathieu et al. "Globalization and Modernization: An Obe-sogenic Combination." *Obesity Review* 12 (2011): e64–e72.

Kempker, JA, EG Honig et al. "Effects of Marijuana Exposure on Expiratory Airflow." *Annals of the American Thoracic Society* 12, no. 2 (2014): 135–141.

Konturek, PC, T Brzozowski et al. "Stress and the Gut: Pathophysiology, Clin-ical Consequences, Diagnostic Approach and Treatment Options." *Journal of Physiology and Pharmacology* 62, no. 6 (2011): 591–599.

Larun, L, KF Brurburg et al. "Exercise Therapy for Chronic Fatigue Syn-drome." *Cochrane Database of Systematic Reviews* 10, no. 2 (2015). doi:10.1002/14651858.

Lohsiriwat, S, N Puengna et al. "Effect of Caffeine on Lower Esophageal Sphincter Pressure in Thai Healthy Volunteers." *Diseases of the Esopha- gus* 19, no. 3 (2006): 183–188.

Lubin, JH, MB Cook et al. "The Importance of Exposure Rate on Odds Ratios by Cigarette Smoking and Alcohol Consumption for Esophageal Ad-enocarcinoma and Squamous Cell Carcinoma in the Barrett's Esopha- gus and Esophageal Adenocarcinoma Consortium." *International Journal of Cancer Epidemiology, Detection, and Prevention* 36 (2012): 306–316.

Rasheed, N, and A Alghasham. "Central Dopaminergic System and Its Impli-cations in Stress-Mediated Neurological Disorders and Gastric Ulcers: Short Review." *Advances in Pharmacological Sciences* (2012). Article ID 182671, 11 pages. doi:10.1155/2012/182671.

Rosmond, R, MF Dallman et al. "Stress-Related Cortisol Secretion in Men: Relationships with Abnormal Obesity and Endocrine Metabolic and Hemodynamic Abnormalities." *Journal of Clinical Endocrinology and Metabolism* 83, no. 6 (1998): 1853–1859.

Sansone, R A, and LA Sansone. "Marijuana and Body Weight." *Innovations in Clinical Neuroscience* 11, no. 7/8 (2014): 50–54.

Sharif, F, M Seddigh et al. "The Effect of Aerobic Exercise on Quantity and Quality of Sleep among Elderly People Referring to Health Centers of Lar City, Southern of Iran; A Randomized Controlled Clinical Trial." *Current Aging Science* 8, no. 3 (2015): 248–255.

Stice, E, DP Figlewicz et al. "The Contribution of Brain Reward Circuits to the Obesity Epidemic." *Neuroscience and Biobehavioral Reviews* 37, no. 9 (2013): 2047–2058.

Tojo, R, A Suarez et al. "Intestinal Microbiota in Health and Disease: Role of Bifidobacteria in Gut Homeostasis." *World Journal of Gastroenterology* 20, no. 41 (2014): 15163–15176.

Zhang, Z-F, H Morgenstern et al. "Marijuana Use and Increased Rise of Squamous Cell Carcinoma of the Head and Neck." *Cancer Epidemiology, Biomarkers and Prevention* 8, no. 2 (1999): 1071–1078.

Chapter 9　4 週修復期

Amerman, D. "Health Benefits of Star Anise." SFGate. Accessed June 20, 2016. http://www.healthyeatings.sfgate.com.health-benefits-star-anise4835 .html.

"Asafoetida: Uses, Side Effects, Interactions and Warnings." WebMD. Accessed June 20, 2016. http://www.webmd.com/vitamins-supplements/ ingredientmono-248-asafoetida.aspx.

Aviv, JE, H Liu et al. "Laryngopharyngeal Sensory Deficits in Patients with Laryngopharyngeal Reflux and Dysphagia." *Annals of Otology, Rhinology and Laryngology* 109 (2000): 1000–1006.

Bharat, B, B Aggarwal et al. "Identification of Novel Anti-Inflammatory Agents from Ayurvedic Medicine for Prevention of Chronic Diseases: 'Reverse Pharmacology' and 'Bedside to Bench' Approach." *Current Drug Targets* 12, no. 11 (2011): 1595–1653.

Campbell, TM, and TC Campbell. *The China Study: The Most Comprehensive Study of Nutrition Ever Conducted and the Startling Implications for Diet, Weight Loss and Long-Term Health.* Dallas, TX: BenBella Books, 2004.

"Carob: Better Than Chocolate." Gilead Institute of America. Accessed June 20, 2016. http://www.gilead.net/health/carob.html.

Chung, MY, TG Lim et al. "Molecular Mechanisms of Chemopreventive Phytochemicals against Gastroenterological Cancer Development." *World Journal of Gastroenterology* 19, no. 7 (2013): 984–993.

Coleman, HG, LJ Murray et al. "Dietary Fiber and the Risk of Precancerous Lesions and Cancer of the Esophagus: A Systematic Review and Meta-Analysis." *Nutrition Reviews* 1, no. 7 (2013): 474–482.

"The Healing Effects of Cloves." Global Healing Center. http://www.global healingcenter.com/natural-health/health-benefits-of-cloves/

"Health Benefits of Fennel." Organic Facts. Accessed June 20, 2016. https://www.organicfacts.net/health-benefits/herb-and-spices/health-benefits-of-fennel.html.

Hyman, M. "Milk Is Dangerous for Your Health." DrHyman.com. Ac- cessed June 20, 2016. http://drhyman.com/blog/2013/10/28/milk-dangerous-health/.

Kubo, A, TR Levin et al. "Dietary Antioxidants, Fruits, and Vegetables and the Risk of Barrett's Esophagus." *American Journal of Gastroenterology* 103, no. 7 (2008): 1614–1623.

Lustig, RH. *Fat Chance: Beating the Odds against Sugar, Processed Food, Obe- sity, and Disease.* New York: Hudson Street Press, 2013.

Massey, BT. "Diffuse Esophageal Spasm: A Case for Carminatives?" *Journal of Clinical Gastroenterology* 33, no. 1 (2001): 8–10.

Parker, H. "A Sweet Problem: Princeton Researchers Find That High-Fructose Corn Syrup Prompts Considerably More Weight Gain." March 22, 2010. http://www.princeton.edu/main/news/archive/S26/91/22K07/. Pollan, M. *In Defense of Food: An Eater's Manifesto.* New York: Penguin, 2008.

Subramanian, S. "Fact or Fiction: Raw Veggies Are Healthier than Cooked Ones." *Scientific American.* March 31, 2009. http://www.scientific american.com/articles/raw-veggies-are-healthier/.

"Sumac." TheSpiceHouse.com. http://www.thespicehouse.com/spices/powdered-sumac.

"10 Benefits of Celtic Sea Salt and Himalayan Salt." DrAxe.com. https://draxe.com/10-benefits-celtic-sea-salt-himalayan-salt/.

"Top 10 Foods Highest in Lycopene." HealthAliciousNess.com. Accessed June 20, 2016. http://www.healthaliciousness.com/articles/high- lycopene-foods.php.

Wang, X, and Y Ouyant. "Fruit and Vegetable Consumption and Mortality from All Causes, Cardiovascular Disease, and Cancer: Systematic Re- view and Dose-Response Meta-Analysis of Prospective Cohort Stud- ies." *British Medical Journal* 349 (2014): g4490. doi:10.1135/bmj. g4490.

"Watermelon Beats Tomatoes in Lycopene Stakes." NutraIngredients-USA.com. June 5, 2002. http://www.nutraingredients-usa.com/Research/Watermelon-beats-tomatoes-in-lycopene-stakes.

Watson, B, and L Smith. *The Fiber35 Diet: Nature's Weight Loss Secret.* New York: Free Press, 2007.

Chapter 10　修復期低酸飲食計畫與食譜

U.S. Food and Drug Administration. "Approximate pH of Foods and Food Products." April 2007. http://www.foodscience.caes.uga.edu/ extension/documents/fdaapproximatephoffoodslacf-phs.pdf.

Weil, A. "Cooking with Grains: Buckwheat." DrWeil.com. http://www.drweil.com/drw/u/ART03180/How-to-Cook-Buckwheat-Kasha.html.

Chapter 11　保養期低酸飲食計畫與食譜

U.S. Food and Drug Administration. "Approximate pH of Foods and Food Products." April 2007. http://www.foodscience.caes.uga.edu/ extension/documents/fdaapproximatephoffoodslacf-phs.pdf.

Chapter 12　護胃運動

Aronne, LJ, and KR Segal. "Adiposity and Fat Distribution Outcome Measures: Assessment and Clinical Implications." *Obesity Research* 10, no. S11 (2002): 14S–21S.

Colberg, SR, L Zarrabi et al. "Postprandial Walking Is Better for Lowering the Glycemic Effect of Dinner Than Pre-Dinner Exercise in Type 2 Dia- betic Individuals." *Journal of the American Medical Directors Associa- tion* 10, no. 6 (2009): 394–397.

Després, JP, I Lemieux et al. "Treatment of Obesity: Need to Focus on High Risk Abdominally Obese Patients." *British Medical Journal* 322 (2001): 716–720.

Eherer, AJ, and F Netolitzky. "Positive Effect of Abdominal Breathing Exer- cise on Gastroesophageal Reflux Disease: A Randomized, Controlled Study." *American Journal of Gastroenterology* 107, no. 3 (2012): 372–378.

Hirshkowitz, M. "How Does Exercise Affect Sleep Duration and Quality?" National Sleep Foundation. February 25, 2013. https://sleepfoundation. org /ask-the-expert/how-does-exercise-af fect-sleep-duration-and-quality.

Hoyo, C, MB Cook et al. "Body Mass Index in Relation to Oesophageal and Oesophagogastric Junction Adenocarcinomas: A Pooled Analysis from the International BEACON Consortium." *International Journal of Epidemiology* 41, no. 6 (2012): 1706–1718.

Kashine, S, K Kishida et al. "Selective Contribution of Waist Circumference Reduction on the Improvement of Sleep-Disordered Breathing in Pa- tients Hospitalized with Type 2 Diabetes Mellitus." *Internal Medicine* 50, no. 18 (2011): 1895–1903.

Kwong, MF, and J Khoo. "Diet and Exercise in Management of Obesity and Overweight." *Journal of Gastroenterology and Hepatology* 28, no. S4 (2013): 59–63.

Loprinzia, PD, and BJ Cardinal. "Association between Objectively-Measured Physical Activity and Sleep, NHANES 2005–2006." *Mental Health and Physical Activity* 4, no. 2 (2011): 65–69.

Murao, T, and K Sakurai. "Lifestyle Change Influences on GERD in Japan: A Study of Participants in a Health Examination Program." *Digestive Diseases and Sciences* 56, no. 10 (2011): 2857–2864.

Siddharth, S, D Swapna et al. "Physical Activity Is Associated with Reduced Risk of Esophageal Cancer, Particularly Esophageal Adenocarcinoma: A Systematic Review and Meta-Analysis." *BMC Gastroenterology* 14 (2014). doi:10.1186/1471-230X-14-101.

Song, Q, J Wang et al. "Shorter Dinner-to-Bed Time Is Associated with Gastric Cardia Adenocarcinoma Risk Partly in a Reflux-Dependent Manner." *Annals of Surgical Oncology* 21, no. 8 (2014): 2615–2619.

結論

Dunbar, KB, TA Agoston et al. "Association of Acute Gastroesophageal Reflux Disease with Esophageal Histologic Changes." *Journal of the American Medical Association* 315, no. 19 (2016): 2104.

Kahrilas, PJ. "Turning the Pathogenesis of Acute Peptic Esophagitis Inside Out." *Journal of the American Medical Association* 315, no. 19 (2016): 2077–2078.

致謝
ACKNOWLEDGMENTS

誠如外科醫生不可能一個人進行手術，一本書的完成從來就不是一個人的功勞。

感謝我的出版經紀人，Folio Lit 公司的史提夫‧楚哈（Steve Troha），他協助我建立了一支傑出團隊。特別感謝葛瑞琴‧李（Gretchen Lees）與茱莉亞‧瑟然布里斯基（Julia Serebrinsky）投注大量的時間幫忙編輯、提供靈感與深刻的意見。謝謝企鵝藍燈書屋（Penguin Random House）的黛安娜‧巴洛尼（Diana Baroni）與米雪兒‧安尼克雷瑞歐可（Michele Eniclerioco）為本書的編輯提供實質的幫助。感謝舍弟巴比‧伊萊賈‧亞維（Bobby Elijah Aviv）與葛多娜‧亞維（Girdona Aviv）為低酸守門人的概念提供了想法。

感謝茱莉亞‧瑟然布里斯基提供許多食譜，擴大了低酸飲食的創意範圍。此外，也要感謝葛多娜‧亞維、廚師下条惠美子（Emiko Shimojo，音譯）與莫琳‧薛瑞爾（Maureen Schreyer）提供的食譜。特別感謝營養師黛安‧印索利亞（Diane Insolia）。

深摯感謝我在哥倫比亞大學任教時的同事：安德魯‧布里茲爾醫師（Anddrew Blitzer）、詹姆斯‧迪拉爾醫師（James Dillard）、摩爾醫師（J.P. Mohr）、布萊恩‧湯瑪梭醫師（Byron Thomashow）、藍尼‧克羅斯醫師（Lanny Close）、赫克特‧羅德里蓋茲醫師（Hector Rodriguez）、伊恩‧斯托普醫師（Ian Storper）、亨利‧羅吉醫師（Henry Lodge）、赫伯特‧帕德斯醫師（Herbert Pardes）與史提芬‧柯溫醫師（Steven Corwin）。謝謝芙羅倫斯與赫伯特‧爾溫（Florence and Herbert Irving）的慷慨與遠見，使我的創新臨床研究得以獲得經費。另外也要感謝知名語言治療師湯瑪斯‧莫瑞博士（Thomas Murry），我們在哥大的嗓音與吞嚥中心共事了十年。以下幾位語言治療師在吞嚥內視鏡的教學和訓練上持續奉獻心力：艾瑞克・布立克（Eric Blicker）、蔓德莉・柯恩（Manderly Cohen）、馬克・柏林（Mark Berlin）、卡洛琳・賈特納（Carolyn Gartner）、溫斯頓・鄭（Winston Cheng）、賈埃桑諾・法維（Gaesano Fava）與瑪塔・卡桑迪詹（Marta Kazandjian）。在此也要特別感謝史蒂芬・塞托斯醫師（Steven Zeitels）、羅伯特・沙塔洛夫醫師（Robert Sataloff）、羅伯特・歐索夫醫師（Robert Ossoff）、史坦利・沙普夏醫師（Stanley Shapshay）、傑米・考夫曼醫師（Jamie Koufman）、彼得・貝拉夫斯基醫師（Peter Belafsky）、葛瑞格・波斯特瑪醫師（Greg Postma）、布萊克・辛普森醫師（Blake Simpson）、米蘭・阿敏醫師（Milan Amin）、查爾斯・福特醫師（Charles Ford）與傑弗瑞・賈洛普斯醫師（Jeffrey Gallups），他們從經鼻食道鏡開發之初，就給予大力支持，突破諸多阻撓，讓新的想法得以發展並開花結果。

感謝紐約市耳鼻喉科與過敏聯合診所的同事、工作人員與行政人員，尤其是嗓音與吞嚥中心的喉科醫生大衛・戈丁醫師（David Godin）、賈瑞德・瓦瑟曼醫師（Jared Wasserman）、法哈德・喬德利醫師（Farhad Chowdhury）、喬埃・波特諾伊醫師（Joel Portnoy）、亞杰・奇卡拉醫師（Ajay Chitkara）、薩瓦多瑞・塔利埃奇歐醫師（Salvatore Taliercio）、菲利浦・帕薩拉卡醫師（Philip Passalaqua）與約瑟夫・迪皮埃楚醫師（Joseph DePietro），在他們的協助之下，嗓音與吞嚥中心得以拓展廣度與深度。感謝診所的夥伴：羅伯特・葛林醫師（Robert Green）、史蒂芬・沙克斯醫師（Steven Sachs）、史考特・馬克維茲醫師（Scott Markowitz）、蓋・

林醫師（Guy Lin，音譯）、溫・蔡醫師（Won Choe，音譯）、麥可・伯格斯坦醫師（Michael Bergstein）、吉兒・柴林醫師（Jill Zeilin）、約翰・寇特尼醫師（John County）與琳奈・葛拉納迪醫師（Lynelle Granady）。特別感謝歐佛・約克柏維茲醫師（Ofer Jacobowitz）、馬克・勒維恩醫師（Marc Levine）、莫許・埃弗拉特醫師（Moshe Ephrat）、李・桑格爾德醫師（Lee Shangold）、克茲托夫・諾瓦克醫師（Krzysztof Nowak）與蘿倫・札瑞特斯基醫師（Lauren Zaretsky）。此外亦要感謝紐約市耳鼻喉科與過敏聯合診所的語言治療師：克莉絲蒂・布洛克醫師（Christie Block）、亞曼達・恆布瑞醫師（Amanda Hembree）、丹尼埃拉・法西利亞醫師（Danielle Falciglia）與海瑟・瓊斯醫師（Heather Jones），以及我的助理柯賽特・奧斯瑪尼（Cosette Osmani）與莎琳・梅爾（Charleen Male）。紐約市耳鼻喉科與過敏聯合診所的行政團隊，特別是羅伯特・葛拉茲爾（Robert Glazer）、理查・埃夫曼（Richard Effman）、傑森・坎貝爾（Jason Campbell）、妮可・蒙提（Nicole Monti）與亞瑟・舒瓦克（Arthur Schwacke），都給了我很多協助與鼓勵。

萬分感謝全國各地支持我的醫界同僚：朗尼・傑克森醫師（Ronny L. Jackson）、詹姆士・多塔醫師（James D'Orta）、黛娜・湯普森醫師（Dana Thompson）、馬歇爾・斯楚姆醫師（Marshall Strome）、邁克・班尼納醫師（Michael Benigner）、賽斯・戴利醫師（Seth Dailey）、大衛・波斯納醫師（David Posner）、肯・奧特曼醫師（Ken Altman）、艾瑞克・甘登醫師（Eric Genden）、皮克・吳醫師（Peak Woo，音譯）、馬克・寇瑞醫師（Mark Courey）、布瑞特・邁爾斯醫師（Brett Miles）、邁可・葛德柏醫師（Michael

Goldberg）、羅傑·克朗姆利醫師（Roger Crumley）、邁克·皮特曼醫師（Michael Pitman）、布萊爾·約伯醫師（Blair Jobe）與約翰·杭特醫師（John Hunter）。

謝謝以下幾位醫生提升了海外國家對經鼻食道管的認識：強·艾比特波醫師（Jean Abitbol）、蓋布瑞爾·約姆醫師（Gabriel Jaume）、曼諾羅·湯瑪斯醫師（Manolo Tomas）、卡曼·葛瑞茲醫師（Carmen Gorriz）、蘭斯·馬龍醫師（Lance Maron）、沙梅德·薩米醫師（Sarmed Sami）、克里許·拉古納斯醫師（Krish Ragunath）與彼得·弗里德藍醫師（Peter Friedland）。

在此也要感謝幾位胃腸科醫生的支持與指導：查爾斯·萊特戴爾醫師（Charles Lightdale）、勞倫斯·強森醫師（Lawrence Johnson）、大衛·馬考維茲醫師（David Markowitz）、巴巴克·莫哈哲醫師（Babak Mohajer）、強納森·拉普克醫師（Jonathan LaPook）、史坦利·班哲明醫師（Stanley Benjamin）、菲爾·卡茲醫師（Phil Katz）、朱利安·亞布蘭斯醫師（Julian Abrams）、馬克·波沙賓醫師（Mark Pochapin）、亞農·蘭布羅札醫師（Arnon Lambroza）、喬埃·萊克特醫師（Joel Richter）、勞倫斯·柯恩醫師（Lawrence Cohen）、瑞札·沙克醫師（Reza Shaker）、亞林·波托曼醫師（Alin Botoman）、邁克·瓦埃奇醫師（Michael Vaezi）、葛萊格·哈伯醫師（Greg Haber）、羅伯特·法思醫師（Robert Fath）、克里斯多夫·迪邁歐醫師（Christopher DiMaio）、大衛·葛林瓦德醫師（David Greenwald）、吉娜·山姆醫師（Gina Sam）、費莉絲·舒諾爾-蘇斯曼醫師（Felice Schnoll-Sussman）、沙米拉·安南達沙巴帕西醫師（Sharmila Anandasabapathy）、馬克·

諾亞醫師（Mark Noar）、尼可拉斯‧沙辛醫師（Nicholas Shaheen）、大衛‧卡茲卡醫師（David Katzka）、亞米塔‧恰克醫師（Amitabh Chak）與艾胥利‧佛克斯醫師（Ashley Faulx）。

醫療器材業與食品業有幾位勇敢人士，在觀念的扭轉上扮演關鍵角色，在此特別要介紹路易斯‧佩爾（Lewis Pell）、大根田勝美（Katsumi Oneda）、尼可拉斯‧薩克拉斯（Nicholas Tsaclas）、朗‧哈達尼（Ron Hadani）、馬克‧佛萊契（Mark Fletcher）、詹妮絲‧索尼耶（Janis Saunier）、大衛‧丹姆（David Damm）、泰德‧菲藍（Ted Phelan）、艾利克斯‧葛斯基（Alex Gorsky）、哈藍‧魏斯曼（Harlan Weisman）、波‧萊利（Bo Reilly）與達米安‧邁克斯（Damion Michaels）。

感謝媒體和娛樂界朋友，提醒社會大眾對胃食道逆流視而不見的危險，克雷格‧寇曼（Craig Kallman）、查理‧沃克（Charlie Walk）、黛安‧索耶（Diane Sawyer）、梅邁特‧奧茲醫師（Mehmet Oz）、提姆‧蘇利文（Tim Sullivan）、麥克‧克魯潘醫師（Michael Crupain）、史提夫‧克羅夫特（Steve Kroft）、珍‧德瑞諾斯基（Jane Derenowski）、傑‧奧德斯堡斯醫師（Jay Adlersberg）、珍‧布勞蒂（Jane Brody）、卡蘿‧布勞蒂（Carol Brody）、伊恩‧艾克索（Ian Axel）、艾利克斯‧紐威爾（Alex Newell）、賈德‧艾爾馬雷（Gad Elmaleh）、珍‧寇克曼（Jen Kirkman）、蓋爾‧金恩（Gayle King）、克里斯‧拜倫（Chris Barron）、約翰‧特托羅（John Turturro）與傑克‧羅森塔爾（Jack Rosenthal），謝謝你們。

感謝親朋在本書成形過程中不吝給予我鼓勵和支持：強納森‧拉皮洛（Jonathan Rapillo）、喬莉絲‧蓋倫（Cherish Gallant）、羅伯特・柏曼（Robert Berman）、伊拉・卡夫曼（Ira Kaufman）、賀伯・蘇賓（Herb Subin）、保羅・麥可・維納（Paul Michael Weiner）、強納生・哈爾波恩（Jonathan Halpern）、強納森・羅溫柏格（Jonathan Lowenberg）與丹尼爾・利布羅維奇（Daniel Liebrovici）。

我要對哈維・沙皮洛（Harvey Shapiro）出色的法律顧問服務以及多年來忠誠的友誼表達感激之意。

特別感謝家弟歐倫・亞維（Oren Aviv）的支持與鼓勵，還有家父家母芮娜與大衛・亞維（Rena and David Aviv），從我踏上行醫之路的那一天起（6 歲時在母親的手肘上貼上一塊 OK 繃），不斷給予我愛與信心。

最後再次感謝父母。期盼透過本書的問市，我可以繼續幫助需要幫助的人。

　　強納森‧亞維醫師是紐約市耳鼻喉科與過敏聯合診所嗓音與吞嚥中心的創辦人兼主任。他也是西奈山伊坎醫學院（Icahn School of Medicien at Mount Sinai）的耳喉科教授，以及紐約西奈山醫院（Mount Sinai Hospital）的主治醫師。亞維醫師曾在哥倫比亞大學醫學院耳喉頭頸外科部（Department of Otolaryngology-Head and Neck Surgery, College of Physicians and Surgeons, Columbia University）的頭頸外科組擔任組長。

　　他研發了一種氣動脈衝喉部檢測的內視鏡技術，叫做 FEESST。此外，無須麻醉的上消化道內視鏡「經鼻食道鏡」（TNE）也是在他的領導之下研發問世。亞維醫師在須經同儕審查的專業期刊中發表了超過六十篇科學論文，也是兩本醫學教科書的作者，分別是 *Flexible Endoscopic Evaluation of Swallowing with Sensory Testing (FEESST)* 與 *Atlas of Transnasal Esophagoscopy*

　　亞維醫師曾任美國支氣管食道學會（American Broncho-Esophagological Association）與紐約喉科學會的會長、美國耳鼻喉頭頸外科學院（American Academy of Otolaryngology-Head and Neck Surgery）的語言、嗓音及吞嚥病症委員會的前任主席，以及哥倫比亞大學醫學院耳鼻喉頭頸外科部的頭頸外科組組長。

　　亞維醫師曾於 1998 到 2013 年，以及 2015 年被《紐約客》（*New Yorker*）雜誌選為「最佳醫師」（Best Doctors），並曾入選 2004 到 2015 年的「全美最佳醫師」（*Best Doctors in America 2004-2015*）、《美國名人錄》（*Who's Who in America*）、《醫療保健業界名人錄》（*Who's Who in Medicine and Healthcare*）以及《科學與工程界名人錄》（*Who's Who in Science and Engineering*）。

亞維醫師曾為《奧茲醫師秀》（*Dr. Oz Show*）官網，以及 Forbes.com、DysphagiaCafe.com、MindBodyGreen.com、Livestrong.com 等網站撰寫部落格，他的文章也曾登上《紐約時報》與《華爾街日報》。他曾在白宮為總統專任醫師朗尼·傑克森（Ronny L. Jackson, MD）示範經鼻食道鏡的操作，亦曾多次接受媒體採訪，包括《早安美國》（*Good Morning America*）、《奧茲醫師秀》、NBC 夜間新聞（NBC *Nightly News with Lester Holt*）、CNN、《新聞內幕》（*Inside Edition*）、*Good Day New York*、*The Better Show*、彭博電視（Bloomberg Television）以及探索頻道（Discovery Channel）。

低酸 · 食療 · 護胃聖經【增訂版】

作者	強納森・亞維 Jonathan Aviv
譯者	駱香潔
商周集團執行長	郭奕伶
商業周刊出版部	
總監	林雲
責任編輯	林昀彤、黃郡怡
封面設計	走路花工作室
內文排版	菩薩蠻數位文化有限公司
出版發行	城邦文化事業股份有限公司 商業周刊
地址	104 台北市中山區民生東路二段 141 號 4 樓
	電話：(02)2505-6789 　傳真：(02)2503-6399
讀者服務專線	(02)2510-8888
商周集團網站服務信箱	mailbox@bwnet.com.tw
劃撥帳號	50003033
戶名	英屬蓋曼群島商家庭傳媒股份有限公司城邦分公司
網站	www.businessweekly.com.tw
香港發行所	城邦（香港）出版集團有限公司
	香港灣仔駱克道 193 號東超商業中心 1 樓
	電話：(852) 2508-6231　傳真：(852) 2578-9337
	E-mail：hkcite@biznetvigator.com
製版印刷	鴻柏印刷事業股份有限公司
總經銷	聯合發行股份有限公司 電話：(02) 2917-8022
增訂一版 1 刷	2022 年 9 月
定價	450 元
ISBN	978-626-7099-73-5（平裝）
EISBN	9786267099841（EPUB）／ 9786267099834（PDF）

國家圖書館出版品預行編目 (CIP) 資料

低酸·食療·護胃聖經【增訂版】/ 強納森·亞維 (Jonathan Aviv) 著；駱香潔譯.
-- 增訂一版. -- 臺北市：城邦文化事業股份有限公司商業周刊, 2022.09
304 面；17×22 公分
譯自：The acid watcher diet : a 28-day reflux prevention and healing program
ISBN 978-626-7099-73-5（平裝）
1. CST: 食道逆流性疾病　2. CST: 食療
415.516 　　　　　　　　　　　　　　　　111011540

生命樹

Health is the greatest gift, contentment the greatest wealth.
~Gautama Buddha

健康是最大的利益，知足是最好的財富。 ——佛陀